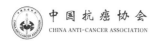

中国抗癌协会
CHINA ANTI-CANCER ASSOCIATION

血清标志物

中国肿瘤整合诊治技术指南（CACA）

CACA TECHNICAL GUIDELINES FOR HOLISTIC INTEGRATIVE MANAGEMENT OF CANCER

2023

丛书主编：樊代明

主　编：王书奎　崔　巍　聂勇战

U0244792

天津出版传媒集团

天津科学技术出版社

图书在版编目(CIP)数据

血清标志物 / 王书奎, 崔巍, 聂勇战主编. -- 天津:
天津科学技术出版社, 2023.3
("中国肿瘤整合诊治技术指南(CACA)"丛书 /
樊代明主编)
ISBN 978-7-5742-0929-9

Ⅰ.①血… Ⅱ.①王… ②崔… ③聂… Ⅲ.①肿瘤学
—血清学 Ⅳ.①R730.3

中国国家版本馆CIP数据核字(2023)第041882号

血清标志物
XUEQING BIAOZHIWU

策划编辑: 方　艳
责任编辑: 马妍吉
责任印制: 兰　毅

出　　版: 天津出版传媒集团
　　　　　 天津科学技术出版社
地　　址: 天津市西康路35号
邮　　编: 300051
电　　话: (022)23332695
网　　址: www.tjkjcbs.com.cn
发　　行: 新华书店经销
印　　刷: 天津中图印刷科技有限公司

开本 787×1092　1/32　印张5　字数60 000
2023年3月第1版第1次印刷
定价:58.00元

编委会

丛书主编

樊代明

主　编

王书奎　崔　巍　聂勇战

副主编（以姓氏拼音为序）

陈　鸣　欧启水　徐笑红　应斌武　张　义

编　委（以姓氏拼音为序）

蔡　蓓	曹　炬	柴睿超	唱　凯	陈　涛	陈鑫苹
陈　燕	陈志军	程　然	崔丽艳	邓　芳	邓　昆
丁海涛	董　轲	董学君	董作亮	杜鲁涛	傅　亚
高小玲	耿　燕	关秀茹	郭　玮	郭秀娟	何帮顺
胡　敏	黄华艺	黄尤光	鞠少卿	李　冬	李　靖
李林静	李　明	李　蓉	李世宝	李一荣	林发全
刘焕亮	刘家云	刘善荣	娄金丽	卢丽萍	卢仁泉
罗招凡	马　莉	马秀敏	马艳侠	马义磊	闵　健
明　亮	聂　滨	牛　倩	潘秋辉	潘　玥	潘志文
钱　净	秦晓松	秦　雪	任　丽	苏海翔	孙成铭
孙慧玲	孙轶华	谭明岐	唐石伏	唐　堂	王昌敏
王　峰	王华阳	王憨杰	王　茗	王　弢	王小中
韦四喜	吴阿阳	吴立翔	肖美芳	谢　丽	徐　建

徐文华　徐晓琴　许青霞　严　枫　严　琳　杨湘玲
俞晓峰　张国军　张金艳　张君龙　张　钧　张　文
张肄鹏　张忠英　赵晓迪　赵银龙　郑桂喜　周宏伟
周　琳　周铁丽　周永列　邹征云

顾　问（以姓氏拼音为序）
胡志斌　吕建新　潘柏申　潘世扬　王传新　谢晓冬
邢金良　曾木圣

秘书组（以姓氏拼音为序）
程青青　何帮顺　刘　欢

目录 Contents

第一章

血清肿瘤标志物概述

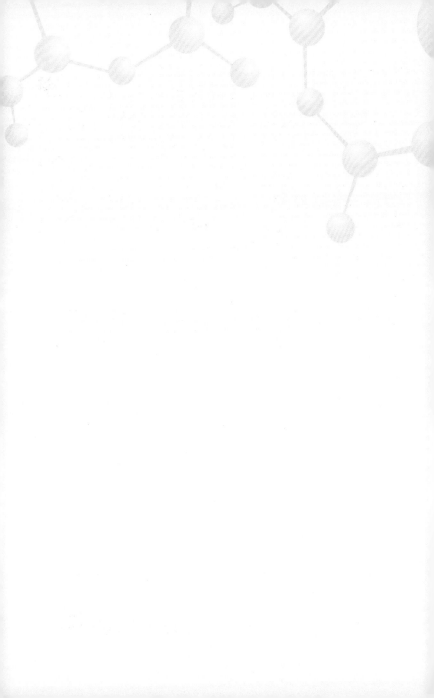

一、血清肿瘤标志物发展的历史沿革

肿瘤标志物（tumor marker，TM）是癌细胞分泌或脱落到体液或组织中的物质，或人体对体内新生物（癌）反应而产生并进入体液或组织中的物质。这些物质有的只存在于胚胎中，或在正常人体内含量很低，当肿瘤发生发展时，其含量可显著增加，利用生物化学、免疫学和分子生物学等技术可进行定性或定量检测。迄今已有数以千计的肿瘤标志物分子被发现。蛋白质组学技术的发展，加快了发现新型肿瘤标志物的步伐。其中，血清肿瘤标志物的发展历史大体可分为四个阶段。

1846 年 Henrey Bence-Jones 在多发性骨髓瘤患者的尿液和体液中发现了最早的肿瘤标志物——本-周蛋白（Bence-Jones protein），此后有关肿瘤标志物的研究持续了 80 多年。这可谓肿瘤标志物发展的开始阶段或第一阶段。

1927 年 Zondek B 发现绒毛膜促性腺激素（human chorionic gonadotropin，hCG）与妇女妊娠有关，也与妇科肿瘤有关。1928 年 Brown 等报道了促肾上腺皮质激素（adrenocorticotropic hormone，ACTH）与肺癌异位内分泌综合征相关。1959 年，Markert 研究证实了某些酶和/或同工酶酶谱变化与一些恶性肿瘤之间的关系。这是肿瘤标志物发展的第二阶段。

1963年Abelev证实并发现了原发性肝癌标志物甲胎蛋白（alpha-fetoprotein，AFP）。1965年Gold和Freedman发现了直肠癌标志物癌胚抗原（carcinoembryonic antigen，CEA）。1975年Rose SW等发现胚胎蛋白可作为肿瘤标志物，并根据20世纪60年代初Yalow RS等建立的免疫学测定法检测血清中的肿瘤标志物，自此肿瘤标志物开始被用于临床肿瘤辅助诊断和治疗监测。1975年Kohler和Milstein创造性地运用杂交瘤技术制备单克隆抗体并因此获得了诺贝尔奖，开拓了免疫学检验新的阶段。随着技术的发展，更多的肿瘤标志物如CA系列抗原被发现。1978年，Herberman在美国NCI召开的人类免疫及肿瘤免疫诊断学学术大会上提出了肿瘤标志物的概念，此概念并于1979年在英国第七届肿瘤发生生物学和医学会议上被确认。这是肿瘤标志物发展的第三阶段。

血清肿瘤标志物发展的第四阶段即蛋白质组学阶段，目前蛋白质组学技术已经被广泛应用于生命科学领域，使肿瘤标志概念延伸到生物学标志，并促使其发展成了一个系统的学科，即肿瘤标志学。

二、血清肿瘤标志物检测技术

血清肿瘤标志物的检测方法主要包括酶联免疫吸附试验、化学发光免疫分析、微粒子酶免疫分析、聚合酶链反应、免疫荧光分析、放射免疫分析、质谱、电泳及生物芯片等。随着临床检验技术的不断发展，微量糖蛋白、抗原及癌基因等的有效检出，也促使血清肿瘤标志物表现出更广泛、更可靠的临床应用价值。

（一）酶联免疫吸附试验

酶联免疫吸附试验（enzyme linked immunosorbent assay，ELISA）是将可溶性抗原、抗体结合至聚苯乙烯等固体载体上，利用抗原抗体特异性结合方式进行免疫反应的定量检测，该检验方法简单、易操作、价格低廉、无需特殊设备，临床检验灵敏度可达每毫升纳克级，是基层医疗机构检验科的主要检验方法。常用 ELISA 有双抗体夹心法、间接法等，根据不同检测物质选择不同方式。值得注意的是，ELISA 用于标记抗体的酶需具备高活性及灵敏度，室温下稳定，反应产物易观察，能实现商业化量产等特点，如碱性磷酸酶、葡萄糖氧化酶、辣根过氧化物酶等。但该方法的灵敏度易受多种因素影响，易出现假阳性或假阴性，因而在检验过程中需设阳性与阴性质控，并进行对照排除，以保证结果的准确性。

（二）化学发光免疫分析

化学发光免疫分析法（chemiluminescence immuno-assay，CLIA）兼有免疫分析法与化学发光法的良好特异性和灵敏度，检测过程快速准确，是临床检验血清肿瘤标志物的主要方法。目前国内大型医院多采用该技术，且在检验过程中因增强剂的加入，极大地增加了检验结果稳定性。

（三）微粒子酶免疫分析

微粒子酶免疫分析（microparticle enzyme immunoas-say，MEIA）以酶联免疫吸附法为基础，结合了化学发光技术，使检验技术得到提升，测定范围显著增大，灵敏度明显提高，且反应时间也有所减短。目前，国外微粒子酶免疫分析全自动分析仪已较为成熟，在国内医疗机构也有较多应用，可完成多种检验项目测定。

（四）电化学发光免疫分析

电化学发光免疫分析（electrochemiluminescence im-munoassay，ECLA）借助电极表面电化学反应进行免疫测定，可依靠电场控制检测过程，能持续、稳定发光，灵敏度极高，检验技术相对简便，具有测定速度快、灵敏度高、应用范围广、准确度高等优点。

（五）时间分辨免疫荧光分析

时间分辨免疫荧光分析（time-resolved fluoroimmu-noassay，TRFIA）主要以镧系稀土元素粒子为标志物，特异性强、光谱窄、寿命长，发射光谱与激发光谱无重叠，能够通过延缓测量时间来增加检测精密度。通过测定免疫反应最终产物的荧光强度，结合稀土离子荧光光谱特点，分析检测物浓度，达到定量分析目的。该方法快速、稳定、灵敏度高，且能同时完成多项指标测定。

（六）液相芯片技术

液相芯片技术以不同荧光编码微球为生物探针载体，在悬浮液态体系中进行生物分子间反应，并以流式细胞术作为光学检测手段的生物芯片技术。该技术具有操作简单、灵敏度高、准确性高、重复性好、微阵列应用灵活等优点。液相芯片技术是一种高通量检测平台，可在一次反应中同时实现多种肿瘤标志物的联合检测。

（七）质谱技术

质谱技术是将物质离子化，根据不同质荷比进行时间和空间分离，进而获得样品的相对分子质量、分子结构等多种信息。该技术具有高分辨力、高精度、直接碎裂检测而间接反应检测等特点，并被广泛用于多个领域。近年来，常用的色谱-质谱技术兼备色谱的分离能力和质谱的鉴定能力，可对蛋白质、代谢物进行准确、快速的分析定量。

（八）单分子免疫检测技术

单分子免疫检测技术（single molecule detection，SMD）是通过免疫标记方法，利用抗原抗体特异性识别，进行信号分子标记或酶联标记，通过单分子荧光信号检测或单分子酶促反应进而实现单分子级别的检测。这项技术是蛋白生物标志物检测领域的突破性新技术，可被广泛应用于肿瘤标志物检测领域。单分子免疫检测技术具有灵敏度高，检测限可达飞克级别，比传统ELISA技术高出3~4个数量级。可检测低丰度蛋白标志物，实现对肿瘤的早期筛查和辅助诊断。此外，该技术线性范围宽，动态检测范围超过4个数量级，可用于同时检测蛋白靶标表达量存在巨大差异的样本。

（九）放射免疫分析

放射免疫分析（radioimmunoassay，RIA）是最早应用在血清肿瘤标志物中的检验方法，其主要借助高比放射性示踪物标记抗体或抗原进行检测。该方法测定浓度可达每毫升皮克级，较灵敏，可直接测定，不易受外界影响，但存在一定程度的放射污染，且操作复杂、半衰期短、反应时间长，所以其稳定性和准确性相对较差。现已不推荐该种方式用于常规检测血清肿瘤标志物，但仍是设备有限的医院血清肿瘤标志物的主要检验方法。

三、血清肿瘤标志物的应用价值

肿瘤的早期诊断及积极治疗是改善患者预后和降低死亡率的关键。传统肿瘤诊断方法有病理组织活检、内镜检查、X线、B超、电子计算机断层扫描（CT）、核磁共振成像（MRI）等。这些技术在肿瘤早期诊断方面存在一定局限性，不利于肿瘤治疗疗效的动态监测；此外，部分检测方法不仅价格昂贵，且会给患者带来痛苦体验。而血清肿瘤标志物有助于肿瘤预防、早期诊断与鉴别诊断，辅助肿瘤分类、疗效监测和预后判断，可有效弥补其他技术的不足，是重要的肿瘤诊断方法之一。

（一）肿瘤高危人群筛查及早期发现

早发现、早诊断、早治疗是肿瘤诊治的重要原则。一般认为，利用现代影像学技术如超声显像、CT、MRI等可发现直径1~1.5 cm的肿瘤，但在肿瘤生长到2~3 mm时即可用免疫学诊断方法测出。肿瘤标志物检测是发现早期无症状患者的重要手段，可作为肿瘤的辅助诊断工具。如AFP联合B超已成为慢性乙肝病毒携带者、慢性乙型肝炎、丙型肝炎患者等高危人群中早期肝癌筛查的筛查标准；前列腺特异抗原（prostate specific antigen，PSA）联合直肠指诊已广泛应用于前列腺癌的早期筛查。

（二）肿瘤的辅助诊断、鉴别诊断与分期

血清肿瘤标志物检测是肿瘤的主要辅助诊断方式之一，不仅可用于肿瘤早期诊断，也常用于肿瘤良、恶性的鉴别，如AFP>400 ng/mL多提示肝细胞肝癌。此外，血清肿瘤标志物水平的升高常与肿瘤的不良预后相关，肿瘤标志物的定量检测有助于肿瘤临床TNM分期，判断疾病处于稳定期或进展期，如CACA肿瘤分期中已正式将AFP数值与TNM一并作为部分肿瘤的临床分期依据。

（三）疗效监测与预后判断

肿瘤标志物的变化有助于动态监测手术、放疗或抗肿瘤药物的治疗疗效和预后判断。如肿瘤治疗后血清标志物的下降，提示临床治疗有效；指标不降反升，常提示治疗无效或肿瘤进展。目前，临床已广泛采取动态监测血清肿瘤标志物的方法进行疗效监测与预后判断。如CEA已成为结肠癌手术患者风险分层的重要指标，对于卵巢癌随访中CA125升高以及前列腺癌随访中PSA的升高，在无影像学阳性发现时均定义为"生化复发"来指导临床治疗。CACA指南提出，对某种肿瘤诊断时的阳性标志物，一般治疗后第6周进行第一次测定，前3年内每3个月测定1次，小于5年每半年测定一次，5~7年每年一次。如发现其升高（高于首次值25%），应在2~4周后再测定1次，连续2次升高者，提示复发或转移。

（四）血清肿瘤标志物未来的发展趋势

1.新型肿瘤标志物的筛选

血清肿瘤标志物已在临床广泛应用，但不同血清肿瘤标志物的灵敏度、特异性存在较大差异。得到临床确认或临床证实可用于肿瘤早期诊断或预后风险评估的高灵敏度、高特异性肿瘤标志物为数不多，成为临床诊疗的瓶颈。因此，尚需大量高质量基础和临床研究筛选并鉴定出更多的血清肿瘤标志物应用于临床。

2.肿瘤标志物的联合检测

血清肿瘤标志物在临床应用中均面临特异性与敏感性的挑战，单一的血清肿瘤标志物往往很难获得满意的临床应用结果，单一血清肿瘤标志物的肿瘤诊断或是预后预测作用受限。根据整合医学理念，未来研究方向仍需重点关注整合检测模式，针对不同肿瘤，选出各自合理的整合检测模式，以提高临床诊疗效率。

3.检测的标准化和质量控制

由于实验室间检测方法和检测平台不同，无论对传统肿瘤标志物还是新兴分子标志物，不同实验室采用不同的检测方法，最低检测限，检测精密度、准确度等性能相差甚远，给检测结果的比对分析造成困难。急需建立标准化操作流程，规范操作方法，保证检测质量，以达到各实验室检测结果互认的目的。

4.组学和血清肿瘤标志物的未来

随着人类基因组学、蛋白质组学等技术的快速发展，血清肿瘤标志物逐渐进入后基因组时代，为发现具备高度特异性和灵敏度的肿瘤标志物创造了条件，并促使其检测技术不断变革。未来需要进一步开发快速、准确、高通量分析的检测技术，如推动生物芯片、二代测序、质谱、双向电泳等新兴检测技术的发展与成熟，包括人工智能、大数据及机器学习等创新技术的加盟，预示着未来血清肿瘤标志物的检测将进一步向特异、灵敏、快速、准确、自动化、广谱性等方向发展。

第二章

血清肿瘤标志物的分类

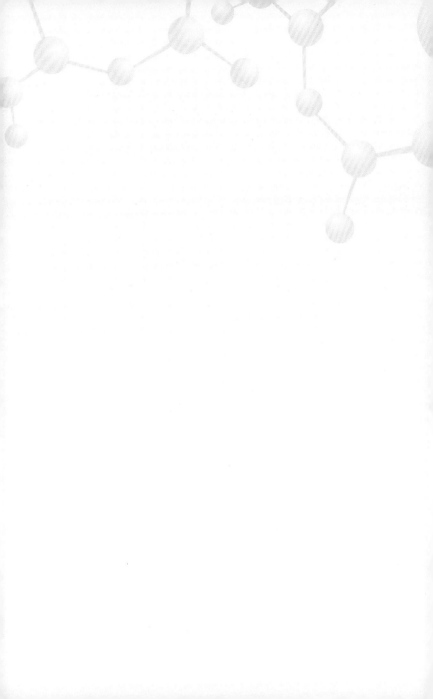

血清肿瘤标志物是由肿瘤细胞合成、分泌或机体对肿瘤细胞反应而产生并释放入血的物质。根据其来源可以分为胚胎抗原、蛋白类、糖类、酶类和激素类抗原等经典标志物和新型标志物。

一、胚胎抗原

胚胎抗原是指在胚胎发育期由胚胎组织（肝、胃、肠）正常合成表达的成分，胚胎后期逐渐减少，出生后消失或仅存微量。正常成年人并不表达，但当细胞癌变时又重新合成并大量表达的一类抗原。胚胎抗原分为分泌性抗原和肿瘤细胞表达的膜抗原两种，分泌性抗原由肿瘤细胞产生和释放，如肝癌细胞产生的甲胎蛋白（AFP）；肿瘤细胞表达的膜抗原，如结肠癌细胞表达的癌胚抗原（CEA）等。

（一）甲胎蛋白

甲胎蛋白（AFP）为糖蛋白，属白蛋白家族，由胎儿肝细胞及卵黄囊合成，出生后2~3月被白蛋白更替，血清中含量极低。AFP的生理功能包括脂肪酸等的运输、作为生长调节因子的双向调节功能、免疫抑制、诱导T淋巴细胞凋亡等。AFP在多种肿瘤中均可出现升高，可作为多种肿瘤的检测指标。血清AFP是当前肝癌诊断和疗效监测指标，当血清AFP≥400 ng/mL，排除妊娠、慢性或活动性肝病、生殖腺胚胎源性肿瘤及消化道肿瘤后，高度提示肝癌。AFP轻度升高者，应进行动态观察，并与肝功能变化对比分析，有助于明确诊断，并可广泛用于肝癌普查、早期诊断、疗效评估及复发、预后判断等。

但血清AFP水平的升高在生理和病理状态下也可出现。AFP生理性升高主要见于妊娠期孕妇，这是由于胎儿肝细胞没有发育（分化）完全，分泌的AFP可通过脐带血传入母体引起的。在急慢性肝炎、肝硬化等良性肝病患者中血清AFP水平也有不同程度升高，其升高的幅度与肝细胞坏死和再生程度有关；良性肝病AFP增多是一过性的，一般持续2周左右，而恶性肿瘤则持续性升高。动态观察AFP含量可鉴别良性和恶性肝病和早期诊断肝癌。此外，睾丸癌、卵巢肿瘤、恶性畸胎瘤、胰腺癌、胃癌、肠癌、肺癌等患者血清AFP水平也有不同程度的升高。

（二）甲胎蛋白异质体-L3

血清中甲胎蛋白异质体-L3（AFP-L3）占总AFP的比率简称甲胎蛋白异质体比率（AFP-L3%）。AFP-L3主要源于癌变肝细胞，可用于鉴别原发性肝癌与其他良性肝病。AFP-L3含量升高或比率增大，且AFP含量异常升高，提示肝细胞肝癌等肝脏源性恶性肿瘤，建议联合异常凝血酶原和影像学做进一步定性检查。

（三）癌胚抗原

癌胚抗原（CEA）最早是从胎儿及结肠癌组织中发现的一种酸性糖蛋白，不规则地分布于细胞表面，由胎儿胃肠道上皮组织、胰和肝细胞合成，出生后血清中含量降低，健康成人血清中CEA含量小于5.0 ng/mL，长期吸烟者可升至15 ng/mL。CEA作为一种广谱肿瘤标志物，虽不能用于某种肿瘤的特异性诊断，但对良恶性肿瘤的鉴别诊断、疗效评估等有重要价值。

CEA属非特异性肿瘤相关抗原，主要用于结直肠癌、胃癌、胰腺癌、肝细胞癌、肺癌、乳腺癌以及甲状腺髓质癌等的临床监测，亦见于绒毛膜癌、骨癌、前列腺癌和卵巢癌。CEA轻度增加也见于某些良性消化道疾病如肠梗阻、胆道梗阻、胰腺炎、肝硬化、结肠息肉、溃疡性结肠炎，这些患者中25%的人血清CEA可暂时性升高。此外，吸烟者和老年人亦可见CEA水平的升高。

二、蛋白类标志物

蛋白类标志物即理化性质为蛋白质，在肿瘤发生、发展过程中产生，具有肿瘤辅助诊断、疗效评估、复发监测等作用的标志物。

（一）铁蛋白

铁蛋白（ferritin）是一种贮存铁的水溶性蛋白，由Schmiedeber于1884年发现，Richter等于1965年从肿瘤细胞株中分离鉴定。铁蛋白与白血病、结肠癌肝转移、肺癌、乳腺癌有关。此外，铁代谢异常、色素沉着、某些炎症、肝炎时铁蛋白也会升高。

（二）细胞角蛋白19片段

细胞角蛋白19片段（cytokeratinfragment，cytokeratin fragment Antigen 21-1，CYFRA21-1）是普遍存在于上皮细胞中的细胞结构蛋白，分子量为40~70 kD。根据细胞角蛋白的分子量和等电点不同，可分离出20条区带，分别命名为CK1-20，其中第19片段即为细胞角蛋白19片段，分子量为40 kD，等电点5.2，是可溶性酸性多肽分子。血液CYFRA21-1对非小细胞肺癌，尤其是肺鳞癌的诊断具有较高特异性，对其他癌种如头颈部肿瘤、浸润性膀胱癌等也有诊断和治疗疗效监测价值。

（三）本周氏蛋白

本周氏蛋白（Bence-Jones protein，BJP）又名凝溶

蛋白，其实质是免疫球蛋白的轻链单体或二聚体，由 Bence Jones 于一位多发性骨髓瘤患者尿液中发现，分子量约 40 kD，在 pH 值为 4.9 的酸性环境中加热至 40~60 ℃凝固，温度上升到 90~100 ℃时溶解，冷却至 40~60 ℃又出现凝固，故而称之为凝溶蛋白。BJP 主要出现在多发性骨髓瘤、慢性淋巴细胞性白血病（chronic lymphocytic leukemia，CLL）、轻链病、原发性淀粉样变性症等疾病，且对上述疾病有较好的辅助诊断价值。

（四）单克隆蛋白

单克隆蛋白（monoclonal protein，M 蛋白）是 B 淋巴细胞或浆细胞单克隆恶性增殖所产生的一种高度均一且无活性的免疫球蛋白或免疫球蛋白片段。M 蛋白主要见于多发性骨髓瘤（multiple myeloma）、巨球蛋白血症（macroglobulinemia）及恶性淋巴瘤（malignant lymphoma）、重链病、慢性淋巴细胞白血病等疾病。

（五）嗜铬粒蛋白 A

嗜铬粒蛋白 A（chromogranin A，CgA）是广泛分布于神经内分泌系统中的神经肽类家族成员，由 439 个氨基酸组成的酸性、亲水蛋白质。主要用于辅助诊断神经内分泌瘤，如胰岛素瘤、胰高血糖素瘤、胃泌素瘤等，其在心血管疾病中的应用价值也越来越受关注。

（六）热休克蛋白90α

热休克蛋白90α（heat shock protein 90 alpha，Hsp90α）是一种在进化过程中高度保守的细胞质蛋白，1989年首次报道，随后发现其能够辅助蛋白折叠和维持细胞内多种信号传导蛋白的稳定，从而促进细胞存活和生长。肿瘤病人血浆中Hsp90α的含量与肿瘤的恶性程度，尤其是与转移相关。2016年，国家食品药品监督管理总局（CFDA）批准Hsp90α作为肝癌标志物。

（七）组织多肽抗原

组织多肽抗原（tissue polypeptide antigen，TPA）是一种分子量为17~43 kD的蛋白质分子，主要存在于胎盘和大部分肿瘤组织中，是一种广谱肿瘤标志物，对部分肿瘤有一定的辅助诊断参考价值，如果手术和药物治疗前明显升高，可作为疗效判断指标，但特异性和灵敏度均不太理想，需要密切结合患者的临床表现，不建议作为肿瘤诊断的检测指标。

（八）核基质蛋白22

核基质蛋白22（nuclear matrix protein 22，NMP22）是分子量为50 kD的细胞核骨架蛋白，与细胞的DNA复制、RNA合成、基因表达调控、激素结合等密切相关。相较于尿液细胞学检测，尿液NMP22在膀胱癌诊断中敏感性较好，但特异性不高。

（九）β_2-微球蛋白

β_2-微球蛋白（β_2-microglobulin，β_2M）是人体有核细胞产生的含100个氨基酸的单链多肽小分子蛋白。在多种血液系统肿瘤异常增高，如慢性淋巴细胞白血病、淋巴细胞肉瘤、多发性骨髓瘤等。

（十）膀胱肿瘤抗原

膀胱肿瘤抗原（bladder tumor antigen，BTA）是由特异多肽组成的高分子复合物，又称为人补体因子H相关蛋白（human complement factor H related protein，HCFHrp），分子量为16~165 kD。BTA主要用于膀胱肿瘤的辅助诊断和治疗监测。

（十一）异常凝血酶原Ⅱ

异常凝血酶原Ⅱ（Des-gamma-carboxy prothrombin Ⅱ，DCPⅡ）又称PIVKA-II（protein induced by vitamin K absence/antagonist-II），是由维生素K缺乏或者阻扰维生素K循环的拮抗剂诱导产生的一种蛋白质，可在维生素K缺乏或采用华法林、苯丙香豆素治疗的患者中检出。PIVKA-Ⅱ对肝细胞癌具有重要的诊断意义。

（十二）人纤维蛋白（原）降解产物DR-70

DR-70为纤维蛋白（原）降解复合物，也是肿瘤细胞释放的纤溶酶和凝血酶作用过程的降解产物。当肿瘤存在时，凝血和溶血系统（纤维蛋白溶解系统）的激活，形成的纤维蛋白网络和纤维蛋白的崩解和溶解同时发生。近年，国外DR-70临床应用研究主要聚焦结直肠腺癌、胃癌、肺癌等方面，有些研究结果显示，血清DR-70水平在这些恶性肿瘤中比临床常规肿瘤标志物，有更高的敏感和特异性。

（十三）人半胱氨酸蛋白酶抑制剂S

人半胱氨酸蛋白酶抑制剂S（cystatin S，CST4）为半胱氨酸蛋白酶抑制剂家族成员之一。半胱氨酸蛋白酶抑制剂S能抑制细胞内、外的半胱氨酸蛋白酶活性，在肿瘤的生长、血管生成、浸润和转移中起重要作用。研究表明，CST4在胃、肠癌中呈现高表达，可作为胃、肠癌的肿瘤标志物。CST4在胃肠良性疾病及其他癌种的阳性检出率低，对胃肠癌并具有较高的灵敏度，可实现对胃肠癌的特异性检测，CST4与CEA等标志物有一定的互补性，可望在胃、肠癌早筛、辅助诊断方面发挥作用。

三、糖类标志物

糖类标志物也叫糖类抗原肿瘤标志物，糖类抗原（carbohydrate antigen，CA）是指利用杂交瘤技术研制的单抗识别的肿瘤特异性大分子糖蛋白类抗原，可分为两大类，即高分子黏蛋白类肿瘤标志物（表1）和血型类抗原肿瘤标志物（表2）。

这类抗原标志物的命名没有规律，可用肿瘤细胞株的编号，或抗体的物质编号，其常用检测方法是单克隆抗体法。对某些糖类抗原的异质体，则常用不同植物凝集素检测。

表1　高分子黏蛋白类肿瘤标志物

名称	性质	癌种	常用单克隆抗体
CA125	糖蛋白>200 ku	卵巢、子宫内膜	OC125
CA15-3	糖蛋白400 ku	乳腺、卵巢	DF3和115D3
CA549	高分子量糖蛋白	乳腺、卵巢	BC4E549 BC4n154
CA27.29	高分子量糖蛋白	乳腺	B27.29
类黏蛋白	糖蛋白350 ku	——	b-12
肿瘤相关抗原DU-PAN-2	黏蛋白100-500 ku	胰腺、卵巢、胃	DU-PAN-2

表2　血型类抗原肿瘤标志物

名称	性质	癌种	常用单克隆抗体
CA19-9	唾液酸化 Le^{xa}	胰腺、胃肠、肝	116NS19-9
CA19-5	唾液酸化 Le^a 和 Le^{ag}	胃肠、卵巢	116NS19-5
CA50	唾液酸化 Le^a	胰腺、胃肠、结肠	Colo-50
CA72-4	唾液酸化 Tn	卵巢、乳腺、胃肠、结肠	B27.3.cc49
CA242	唾液酸化 CHO	结肠、直肠、胰腺	C242
鳞状细胞抗原	糖蛋白	子宫颈、肺、皮肤、头颈部	SCC-Ag

四、酶类标志物

（一）常用高特异性酶类标志物

1.前列腺特异性抗原

前列腺特异性抗原（prostate-specific antigen，PSA）是目前诊断前列腺癌最敏感的指标，可用于前列腺癌的早期诊断、疗效监测及疾病进展评估。健康男性血清 PSA<4.0 μg/L，其值随年龄增长而增高。PSA异常升高提示前列腺癌发生。此外，游离 PSA（fPSA）/总 PSA（tPSA）比值也是辅助诊断前列腺癌的重要指标。

2.神经元特异性烯醇化酶

血清神经元特异性烯醇化酶（neuron-specificeno-lase，NSE）是神经内分泌肿瘤的特异性标志，如神经母细胞瘤、甲状腺髓样癌和小细胞肺癌（70%升高）。目前NSE已作为小细胞肺癌诊断的重要标志物之一。

（二）常用的低特异性酶类标志物

1.乳酸脱氢酶

乳酸脱氢酶（lactic dehydrogenase，LDH）是一种主要的细胞代谢酶，以心肌、肝、骨骼肌、肺含量最多，可从正常细胞分泌或从破碎细胞中释放入血。LDH在转移性结直肠癌、肺癌、乳腺癌和淋巴细胞与粒细胞性白血病中升高。

2.碱性磷酸酶

碱性磷酸酶（alkaline phosphatase，ALP）是一种细胞表面糖蛋白，是一组同工酶，来源于肝脏和骨的ALP各占50%，也有25%健康人血清中可检出源于小肠的ALP。ALP升高多见于前列腺癌，特别是当肿瘤侵及腺体外或发生骨转移时；在骨肉瘤、食管癌和胃癌血清中也可有不同程度升高。

五、激素类标志物

（一）人体绒毛膜促性腺激素

人体绒毛膜促性腺激素（human chorionic gonadotropin，hCG）是糖蛋白家族成员之一，由α和β亚基组成。

与黄体生成素（luteinizing hormone，LH）、促甲状腺激素（thyroid stimulating hormone，TSH）和促卵泡激素（follicle-stimulating hormone，FSH）的结构相似，其中α-亚基的结构相同，但β-亚基不同。hCG主要由胎盘合体滋养层细胞分泌，主要生物功能是维持孕酮分泌，并在妊娠早期维持妊娠黄体功能，同时也影响类固醇生成。游离β-亚基（β-hCG）异常升高则提示绒毛膜癌、葡萄胎或多胎妊娠可能。β-hCG作为肿瘤标志物主要应用于滋养细胞瘤、睾丸与卵巢生殖细胞肿瘤的诊断和疾病监测，胃肠道、乳腺、肺、肾的肿瘤或淋巴瘤也可有β-hCG水平升高，但其浓度较低，不作为诊断标志物，常用于疾病进展监测。非妊娠女性β-hCG增高，在排除嗜异性抗体等假阳性干扰后，应怀疑肿瘤。

（二）降钙素

降钙素（calcitonin，CT）是一个由32个氨基酸组成的单链多肽并伴有一个二硫键和脯氨酰胺，由甲状腺的滤泡旁细胞（又称C细胞）合成和分泌，主要功能是降低血钙。其他能够合成CT的组织包括肺、小肠、胸腺、甲状旁腺及肝脏。CT作为肿瘤标志物主要应用于甲状腺髓样癌、小细胞肺癌等神经内分泌瘤的检测，其他肿瘤如子宫癌、宫颈癌、乳腺癌、前列腺癌可以出现CT水平升高，但灵敏度有限，更多用于病情监测。美国甲状腺协会（ATA）建议以100 pg/mL作为截断值，CT>100 pg/mL，则高度怀疑甲状腺髓样癌，同时，基础CT水平过高（CT>500 pg/mL）可提示肿瘤有转移风险。术前基础CT水平可用于确定初始手术范围，CT水平>20 pg/mL、50 pg/mL、200 pg/mL和500 pg/mL分别与同侧颈部中央和同侧颈部外侧、对侧颈部中央、对侧颈部外侧和上纵隔淋巴结转移有关。通常在无淋巴结转移的情况下，术后一周CT恢复至正常水平是甲状腺髓样癌治愈的标志。

另外，CT值升高也可见于自身免疫性甲状腺疾病（桥本氏甲状腺炎和Graves病）、重度肾功能衰竭、高钙血症、高胃泌素血症、急性炎性肺病和局部或全身脓毒血症等。

（三）其他激素

生长激素（growth hormone，GH）、促肾上腺皮质激素（adrenocorticotrophic hormone，ACTH）和泌乳素（prolactin，PRL）可用于恶性垂体瘤的辅助诊断。

六、其他标志物

（一）核酸标志物

肿瘤发生早期，血液中会出现异常核酸。循环核酸源于细胞凋亡或坏死时的主动分泌和循环细胞裂解。血液中的核酸包括循环肿瘤DNA（circulating tumor DNA，ctDNA）、循环肿瘤RNA（circulating tumor RNA，ctRNA）、循环游离微RNA（circulating cell-free microR-NA）等。血液中ctDNA除发生基因突变外，还会发生甲基化导致表观遗传改变。

1.循环肿瘤DNA

ctDNA是由肿瘤释放至外周血的DNA片段，具有发生特异性突变或特定基因表观遗传修饰的特征，能够反映肿瘤的基因组或表观遗传组信息，可用于肿瘤的早期筛查、肿瘤进展及治疗疗效的监测等，如Septin9基因甲基化可用于早期结直肠癌的筛查。

2.循环游离miRNA

循环游离miRNA是在肿瘤发生发展过程中表达发生显著变化并由肿瘤释放至外周血的非编码RNA片段，有助于肿瘤的早期诊断。目前基于7个miRNA（miR-122、miR-192、miR-21、miR-223、miR-26a、miR-27a和miR-801）的检测试剂盒诊断肝癌的敏感性和特异性分别为86.1%和76.8%，对AFP阴性肝癌的敏感性和特异性分别为77.7%和84.5%。

（二）小分子代谢物标志物

代谢重编程是肿瘤发生的一个标志。肿瘤发生发展过程中失调的代谢物检测有助于肿瘤的早期发现（诊断）。相关代谢物主要有：缬氨酸（Alanine）、饱和脂质（saturated lipids）、细胞膜成分（constituent of cellular membranes）、甘氨酸（Glycine）、乳酸盐（Lactate）、肌醇（Myo-inositol）、核苷酸（Nucleotides）、多不饱和脂肪酸（polyunsaturated fatty acids）、牛磺酸（taurine）、甲氧基肾上腺素类（Metanephrine and Normetanephrine，MNs）等。缬氨酸在肝癌和脑肿瘤中异常表达；细胞膜成分如胆碱、磷酸胆碱、磷酸卵磷脂等在脑肿瘤、前列腺癌和肝癌中发生变化；肌醇水平在结肠腺癌、神经胶质瘤、神经鞘瘤、卵巢癌、星形胶质瘤和子宫内膜癌中增高，而在乳腺癌中降低。甲氧基肾上腺素类在肾上腺髓质嗜铬细胞瘤和副神经节瘤中特异性升高。

（三）整合多指标的诊断模型

肿瘤标志物存在非特异性，单独使用时往往价值有限。对现有或新发现的肿瘤标志物进行整合并构建诊断模型，可提高肿瘤检出的敏感性和特异性。

1.GALAD模型

GALAD模型用于肝细胞癌（hepatocellular carcinoma，HCC）的早期诊断。已有证据表明，在中国人群中该模型对HCC具有较好的早期诊断和预后评估价值。该模型整合了甲胎蛋白（AFP）、甲胎蛋白异质体L3（AFP-L3）、异常凝血酶原Ⅱ（PIVKA-Ⅱ）以及患者的性别（Gender）与年龄（Age），其对肝癌的诊断效能优于AFP、AFP-L3和PIVKA-Ⅱ等单一指标。该模型的计算公式为：$Z=-10.08+0.09×Age（years）+1.67×Gender+2.34×\log[AFP（ng/mL）]+0.04×AFP-L3（ng/mL）+1.33×\log[PIVKA-Ⅱ（ng/mL）]$，其中男性赋值为1，女性赋值为0。

2.LCBP预测模型

LCBP预测模型用于肺小结节发生肺癌的风险评估。该模型纳入肺癌发生的危险因素即年龄（Age）、性别（Gender）、吸烟史（smoke status）和结节直径（nodule diameter）、边缘毛刺征（spiculation），整合了肿瘤标志物胃泌素释放肽前体（pro-gastrin-releasing peptide，Pro-GRP）、细胞角蛋白19片段（cytokeratinfragment，CYFRA21-1）、鳞状细胞癌抗原（squamous cell carcinoma antigen，SCC-Ag）、癌胚抗原（carcinoembryonic anti-gen，CEA）。根据公式可计算出肺结节发生肺癌的风险$=e^x/(1+e^x)$，$x=-5.6017+$（0.0264×年龄）+（8.8539×吸烟史）+（0.1859×结节直径）+（3.1865×毛刺征）+（-8.7109×性别）+（-0.00001×Pro-GRP）+（0.0057×SCC-Ag）+（0.1686×CRFRA21-1）+（-0.00311×CEA）。其中，e是自然对数2.71828；既往有吸烟史为1，无吸烟史为0；有毛刺征为1，无毛刺征为0；男性为1，女性为0。恶性概率≤22%为低危，>22%且≤94%为中危，>94%为高危。已有证据表明，该模型适合中国人群肺癌的早筛查、早诊断和早治疗。

3.ROMA指数

ROMA指数主要用于卵巢癌的诊断，其值是将CA125和人附睾蛋白4（human epididymis protein 4，HE4）与患者绝经状态相结合的一个评估模型。ROMA指数的计算公式如下：绝经前预测指数（PI）$=-12.0+$ $2.38×LN$（HE4）$+0.0626×LN$（CA125），绝经后预测指数（PI）$=-8.09+1.04×LN$（HE4）$+0.732×LN$（CA125），LN表示自然对数；ROMA指数$=\exp$（PI）$/[1+\exp$（PI）]。研究显示，对于绝经前患者，ROMA指数的诊

断敏感性为70.2%~81.0%，特异性为80.4%~88.8%；对于绝经后患者，其诊断敏感性为87.4%~93.0%，特异性为73.7%~84.2%。

4.PHI指数

前列腺健康指数（prostate health index，PHI）主要用于前列腺癌的诊断，是将总PSA、游离PSA和PSA同源异构体2（p2PSA）相结合的一个评估模型。ROMA指数的计算公式如下：PHI=p2PSA/游离PSA$\times\sqrt{总PSA}$。由于p2PSA被报道与高分级前列腺癌相关，特别是对于总PSA为4~10 ng/mL的人群而言，PHI诊断前列腺癌的效力优于总PSA，可以减少不必要的前列腺穿刺活检。

血清肿瘤标志物检测技术

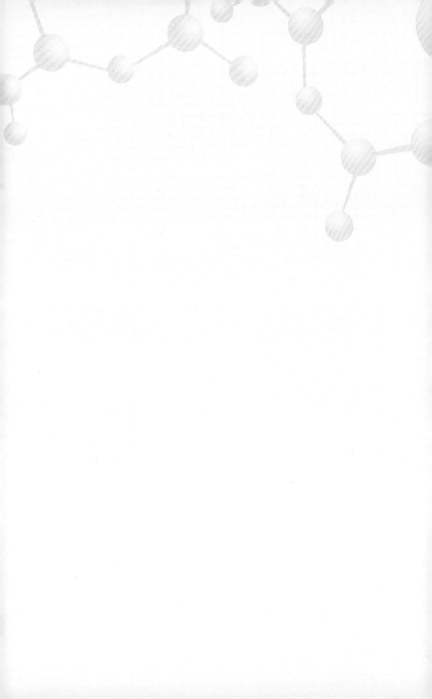

一、化学发光免疫分析

化学发光免疫分析（chemiluminescence immunoassay，CLIA）是Tsugi于1979年创立，用来检测微量抗原或抗体的新型标记免疫分析技术，目前已成为临床肿瘤标志物的主流检测方法之一。

（一）检测原理

一般来说，带有不同化学发光标记物的抗体/抗原及涂有磁颗粒或固相载体上的抗体/抗原，通过与待测样品中抗原/抗体反应形成复合物，通过磁场或其他方式洗涤分离未结合物质，免疫结合物通过不同方式发光，仪器根据发光强度自动计算得到待测分析物含量。

根据分析系统中不同发光标记物，化学发光免疫分析可分为酶促化学发光免疫分析法、直接化学发光免疫分析法、电化学发光免疫分析法及活性氧途径均相发光免疫分析法（又称光激化学发光免疫分析法）。

（二）检测流程

对于不同标记物的检测系统，检测流程基本相同，主要包括如下几个步骤：抗原抗体结合、洗涤与分离（活性氧途径均相发光免疫分析法无需此步骤）、化学发光反应及信号检测等步骤。

在不同类型的分析系统中，酶促化学发光免疫分析系统通常使用辣根过氧化物酶（HRP）-鲁米诺及其衍生物发光系统、碱性磷酸酶（ALP）-AMPPD发光系统或碱性磷酸酶（ALP）-4-甲基伞形酮磷酸盐发光系统；直接化学发光免疫分析系统通常使用吖啶酯-H_2O_2发光系统；电化学发光免疫分析系统采用三联吡啶钌-三丙胺发光系统；活性氧途径均相发光免疫分析法采用感光微粒-发光微粒发光系统。检测分析过程中，化学发光免疫分析系统通常采用双抗体夹心法、双抗原夹心法、竞争结合法、捕获法或桥接法等进行抗原/抗体检测。

以夹心法为原理、电化学发光法检测甲胎蛋白（AFP）为例，一定量的样本、生物素化的AFP特异性单克隆抗体与钌（Ru）复合物标记的AFP特异性单克隆抗体反应生成夹心复合物，然后加入链霉亲和素包被的磁珠微粒，该复合物通过生物素与链霉亲和素相互作用与固相结合。在电磁作用下洗去未与磁珠结合的物质，结合复合物在电压作用下发光，通过光电倍增器检测发光强度，然后再根据标准品曲线得到检测样本的含量。

（三）质量控制

根据化学发光免疫分析系统的检测流程，需要在抗原抗体结合、洗涤与分离（活性氧途径均相发光免疫分析法无需此步骤）、化学发光反应及信号检测等方面做好质量控制。不同标记物的抗原/抗体与待测样品中的抗原/抗体形成复合物的过程是检测准确性极为重要的环节，在此过程中，需要注意抗原抗体反应的特异性、比例性、可逆性和阶段性等特性。对于不同检测系统，需注意其分子大小、空间构象、反应环境、标记偶联技术等因素，尽量降低交叉反应、前带或后带、异嗜性抗体及基质效应等干扰因素。洗涤与分离过程，主要是通过电磁场、微粒捕获、涂覆珠分离及清洗缓冲液来完成，此时要注意电磁场的强度、载体涂层技术、膜柱分离技术及清洗缓冲液的清洗效率及次数，防止出现携带污染等干扰。在化学发光反应阶段，要注意反应环境中的酸碱度、温度、离子浓度及反应时间等，使得发光反应系统达到最佳反应条件。在信号检测过程中，发出的光子、电子或荧光由聚光器收集，光强度读数仪器记录，用标准品制作标准曲线，仪器自动计算待测物含量，在此过程中，由于发光系统的不同存在闪光型或辉光型，需根据不同情况采用不同聚光器收集和光强度读数仪进行检测。

（四）应用评价

近年来，化学发光免疫分析系统由于灵敏度高、特异性好、分析速度快、自动化程度高、线性范围宽等特点，现已被广泛应用于临床肿瘤标志物的检测，在肿瘤筛查、诊断及指导临床治疗过程中发挥着非常重要的作用。需要注意的是，化学发光免疫分析系统仍存在一定局限性，在临床应用过程中，要根据不同临床需求、不同检测系统间的方法特性，采用合适的方法或系统，或采用多种系统组合来进行肿瘤标志物的检测，提高临床检测的准确率。

二、酶联免疫吸附试验

酶联免疫吸附试验（enzyme-linked immunosorbent assay，ELISA）是利用抗原与抗体的特异反应，通过酶与底物产生显色反应，从而实现对待检样本中的抗原或抗体进行定性或定量分析的一种技术，具有操作简便、经济实用、易于标准化、特异性强等优势，目前已被广泛应用于血清肿瘤标志物检测等领域。

（一）检测原理

将待测血清样本跟酶标记的抗体或抗原按一定程序加至反应体系中，与结合在固相载体上的抗原或抗体形成固相化的抗原抗体–酶复合物；通过洗涤，将固相载体上的抗原抗体–酶复合物与其他成分分离，结合在固相载体上的酶量与样本中待测物质的量成一定比例；在加入酶反应底物后，底物被酶催化产生显色产物，产物的量与样本中待测物质的量直接相关，根据显色的深浅，采用酶标仪进行吸光度测定，从而进行定性或定量分析。

（二）检测流程

因不同试剂盒采用的ELISA方法类型不同，操作程序略有差别。主要包括：配液、校准品溶解、样品稀释、加样、温育、加酶、温育、洗涤、显色、测定等步骤。

（三）质量控制

1.样品要求

血清样本应按常规标准流程采集，收集至促凝管或含有分离胶的真空采集管，室温放置不应超过2小时；样本需排除溶血、脂血等情况。

2.实验室内部质量控制

参考相应实验制定的实验室内部质量控制程序进行。实验室内质控频率：每次检测均应带入质控品检测；如果样本量大，超过一孔板时，每板均应设置质控。试剂盒中的阴性对照质量可影响检测结果的准确性：在阴性对照检测的OD值较高时，夹心法易产生假阴性结果，竞争法易产生假阳性结果。试剂使用前需在室温平衡一定时间，保证酶反应的初始温度及活性剂的溶解。酶反应孔中应避免产生气泡，尽量避免出现"钩状效应"和"边缘效应"。抗体反应过程需严格控制反应时间和孵育温度；洗涤过程需保持操作的一致性和均一性，避免"花板"产生。酶标仪应定期保养和校正滤光片，使用前应预热，在反应加入终止液后尽快比色，操作应严格按照实验室操作程序进行。

3.实验室间比对

室间质评可参考相应免疫学检验室间质量控制的标准操作程序。室间比对程序可参照ISO 15189医学实验室管理体系文件。

（四）应用评价

ELISA是国内临床免疫检验最常用的方法之一。临床常用ELISA法检测血清中GP73、癌胚抗原（CEA）、糖类抗原242（CA242）、CA125、组织多肽特异性抗原（TPS）等肿瘤标志物的含量，检测的线性范围较广，具有较高的检测灵敏度、特异性和准确度。ELISA技术具有操作简便、技术可靠、试剂方便易得等优点，但ELISA试验亦受诸多因素影响，尤其一些血清中含有的内源性干扰物质如类风湿因子、异嗜性抗体、补体、嗜靶抗原自身抗体、交叉反应物质等可对测定结果产生内源性干扰。此外，试剂盒的质量以及操作过程包括加样、抗原抗体反应、洗涤及显色测定等任何一个环节出现问题均可影响检测结果的准确性。因此在完全按照试剂盒要求的前提下，均一、稳定的操作过程和试验条件是获得最佳试验结果的必要条件。

三、时间分辨荧光免疫分析

（一）检测原理

时间分辨荧光免疫分析技术（time-resolved fluorescence immunoassay，TRFIA）利用镧系元素，如：铕（Eu）、铽（Tb）、钐（Sm）和镝（Dy）的三价稀土离子及其螯合物作为示踪物，标记抗体、抗原、激素、多肽、蛋白质，待反应体系（目前常用的有抗原抗体反应、生物素-亲和素反应）发生后，吸收紫外光，发出特异荧光，待激发光杂散光及本底荧光衰变后，用特定的分析检测仪测定反应产物中的荧光强度。通过与相对应的标准荧光曲线比对，从而判断反应体系中分析物的浓度，达到定量分析的目的。

（二）检测流程

TRFIA 的反应模式主要 3 种方式：固相双位点夹心非竞争法和两种竞争法，两种竞争法包括标记抗原的免疫分析法和标记抗体的免疫分析法。夹心法多用于蛋白质类大分子化合物的测定，竞争法多用于小分子半抗原的检测。不同项目的检测试剂盒可能反应模式不一样，因此检测流程也不一致。不同反应模式的检测流程如下。

1.双抗体夹心法（检测抗原）

一抗包被、封闭→加入检测样品→加入 Eu^{3+} 标记二抗→加入增强液→检测

2.竞争法（检测抗体）

实验方法：抗原包被、封闭→加入一抗/检测样品→加入 Eu3+标记二抗→加入增强液→检测。

（三）质量控制

建议各医院建立自己的正常值和质控血清。每个板条上至少采用两个浓度的质控血清进行质量控制，以确保每次实验测定结果的可靠性。试验结果如不能同时满

足下述两个条件，则此板条的试验结果无效，试验需重新进行：①各质控物的平均值在允许范围内；②重复样本的测定结果相差在10%以内。

由于时间分辨试剂的效期相对较短，而在冷冻条件下，免疫质控血清效期相对较长，一个批号的质控血清往往需要几个批号的试剂才会用完，更换相同厂家不同批号的试剂做6点定标，进行结果回归方法比较。当换算因子为1时，可以延续使用上批号质控图，如果换算因子1±0.04，建议重新采用即刻法连续测定20次以获得新的常规条件下的变异（RCV）数据进行L-J曲线描点。在订购试剂时尽量在3个月内使用同一批号的试剂，做好计划，以免频繁更换批号造成室内质量控制（internal quality control，IQC）失控，使其失去意义。

参加省级以上室间质量评价（external quality assessment，EQA），IQC是确保实验室内测定结果的一致性，而EQA则是将实验室测定情况与室间和客观标准进行回顾性比较的数据，EQA是对IQC一个补充的作用，EQA并不是万能的，反映测定水平存在一定的局限性，我们在检测时必须同等对待EQA样本和患者样本。

（四）应用评价

TRFIA已被用于大部分肿瘤标志物检测，如甲胎蛋白（AFP）、癌胚抗原（CEA）、糖类抗原CA50、PSA等。

TRFIA作为一种超微量免疫检测技术，集合了酶标记技术、放射标记技术和同位素标记技术的优点，具有灵敏度高、分析范围宽、标记结合物稳定、有效使用期长、易自动化、无放射性污染等优点。但它易受环境、试剂和容器中的镧系元素离子的污染，使本底增高；与目前临床上常用的化学发光法相比耗时较长。此外，TRFIA法免疫反应是在特定室温（20~25 ℃）条件下完成，因此实验室必须控制室温，并使试剂样品在使用前达到室温，对工作环境要求高；而且，大部分检测试剂如螯合剂、增强液等需要进口，依赖国外产品；国产分析仪器尚有软件操作烦琐、界面复杂等缺点。这些都极大地限制了TRFIA技术的推广。当前时间分辨荧光免疫技术还有很大的发展空间，相信随着生命科学技术的发展和多学科交融进程的推进，TRFIA分析技术必将得到更深入的研究和开发，会在更多的领域内得到广泛应用。

四、放射免疫分析

体外放射分析（in vitro radioassay）是一类以放射性

核素标记的配体为示踪剂，以结合反应为基础，在试管或反应杯中进行的检测技术的总称，其中放射免疫分析（radioimmunoassay，RIA）和免疫放射分析（immunoradiometric assay，IRMA）是建立较早、应用最广的体外放射分析法。

（一）放射免疫分析

1.检测原理

利用放射性标记抗原（*Ag）与非标记抗原（Ag），同时与限量的抗体（Ab）进行竞争性结合反应，如HCG、β_2-微球蛋白等项目用此方法检测。

在此反应体系中，*Ag及Ab的量是恒定的，当反体系中无Ag时，*Ag与Ab结合，形成*AgAb复合物（B）及游离*Ag（F）；随着Ag量的增多，B的量逐渐减少，F的量逐渐增多，即Ag的量与B呈反比，与F呈正比。测定B或F的量可推算出待测Ag的量。

2.检测流程

（1）加样：按照说明书及标准操作规程进行，保证剂量准确。加样顺序有两种：经典加样法，抗原与抗体全部加完后开始孵育；顺序加样法，标准品（或待测抗原、质控品）、抗体先加入，孵育一定时间后再加入标記抗原。

（2）孵育：检测项目不同，孵育时间及温度不同。

（3）分离：反应平衡后，通过分离技术（如：双抗体法、沉淀法、双抗体法+沉淀法、吸附法及固相分离法等）分离 B 和 F，检测放射性强度。

（4）测定：常用的仪器包括：γ 免疫计数器，用于 ^{125}I 作为示踪剂的测量；液体闪烁计数器用于 ^{3}H、^{14}C 等作为示踪剂的测量。

（二）免疫放射分析

1.检测原理

IRMA 用放射性核素标记抗体（*Ab），过量的*Ab 与待测 Ag 进行非竞争性的结合反应，形成 Ag*Ab 复合物和游离的*Ab，除去游离的*Ab，通过测定 Ag*Ab 的量来计算 Ag 的量，如 AFP、CEA 等项目用此方法检测。

IRMA 与 RIA 一样，同样需要制作标准曲线，求出待测抗原的含量。

2.检测流程

目前常用的方法有以下几种。

（1）双抗体夹心法：将固相抗体先与 Ag 结合，再加入*Ab 反应，孵育，形成固体抗体-抗原-标记抗体复合物，除去游离的*Ab，测定固相放射性。

（2）标记第三抗体法：以夹心法中的标记抗体为抗原，产生第三抗体，并将 ^{125}I 标记在第三抗体上，孵育，形成固体抗体-抗原-抗体-标记抗体复合物，除去游离的*Ab，测定固相放射性强度。

（3）双标记抗体法：利用抗原存在多个抗原决定簇特性，在单克隆制备筛选出 3 个以上的特异性抗体，其中一个涂饰在固相上，其余分别进行 ^{125}I 标记，测定固相放射性强度。

3.质量控制

（1）室内质量控制：实验室内部质控包括以下内容：①最大结合率（B_0%）；②非特异结合率（NSB%）；③直线回归的参数；④ED_{25}、ED_{50}、ED_{75}；⑤反应误差关系（RER）；⑥质控图。

试剂盒质量控制：又称为试剂盒质量和方法学评价。常用指标如下：①精密度；②准确度；③灵敏度；④特异性；⑤可靠性。

（2）室间质评：利用实验室间的比对来确定实验室能力的活动。

4.应用评价

评价RIA及IRMA的性能需分析系统总的性能。

（1）在RIA反应体系中，灵敏度与标记抗原的化学用量和适合的抗体浓度有关，标记抗原所应用化学用量需尽量少但又能满足控制测量误差要求，当零剂量结合率为33%~50%时，误差最小。RIA在低剂量区存在不确定因素，影响灵敏度，非特异性结合主要影响高剂量区。IRMA在低剂量不会有不确定因素，灵敏度高，非特异性结合主要影响低剂量区，因此IRMA一般选用良好的分离方法，控制非特异性结合，提高灵敏度。顺序加样法灵敏度高，但稳定性和重复性较差。

（2）RIA的特异性主要来自抗体，IRMA特异性相对较高。若类似物只有一个结合位点，则导致测量结果偏低，若具有两个结合位点，则测量结果偏高。

（3）精密度是检测随机误差的重要指标，在RIA体系中，控制在7%~10%，超过此范围提示结果可信度低。加样误差中，RIA的加样误差来自抗原、抗体的加样，而在IRMA中，只有一项抗原加样环节，这也是IRMA精密度优于RIA的重要原因。

（4）IRMA与RIA相比，由于不存在竞争，标记抗体是过量的，IRMA 反应更容易达到平衡，但需要至少双抗体，因此只适用于大分子物质检测。

五、免疫传感器

（一）检测原理

免疫传感器利用抗原-抗体特异性识别结合靶标，再通过理化换能器和信号放大装置将生物识别事件转换为光学信号或电信号等用于检测。其分类按抗原抗体有否标记分为标记、非标记免疫传感器。根据抗原抗体组合及作用方式不同，可分为直接型、竞争型、夹心型、结合抑制型免疫传感器等。根据产生信号不同，分为光学、电化学免疫传感器等，光学免疫传感器又可进一步分为荧光、化学发光、比色免疫传感器等类别；电化学免疫传感器还可进一步分为电流、电位、电阻、电导型免疫传感器。

（二）免疫传感器在肿瘤标志物检测中的应用

免疫传感器具备成本较低、高灵敏度、高选择性及可实时动态监测等优势，在各类肿瘤标志物，如蛋白质、DNA、mRNA、酶、代谢物、转录因子等的检测上展现出良好发展应用前景。尤其是近年来，一些新型纳米材料受到广泛研究，比如金属纳米材料（金纳米粒子、银纳米材料等）、碳纳米材料（碳纳米管、石墨烯等）以及聚合物复合材料等，由于其具有特殊物理化学性能，如更好的化学稳定性、更强的导电性、更好的催化性能和负载性能，被整合用于构建各类新型免疫传感器并用于肿瘤标志物的检测，极大提升传感器检测性能，使免疫传感器更加灵敏、响应速度更快。将这类性能良好的新型免疫传感器用于各类肿瘤生物标志物的高灵敏、高特异性检测是近年的研究热点。比如利用多孔铂纳米颗粒的较大表面积和较强导电性与PdPt纳米笼的特异催化性能及高效负载能力构建的免疫传感器实现了对癌胚抗原（CEA）和甲胎蛋白的双分析物的同时灵敏检测。将Pt纳米颗粒修饰的SnS_2纳米板作为基质，N、B共掺杂的Eu-MOF纳米球作为信号放大器的新型夹心型免疫传感器实现了对CEA检测限0.06 pg/mL的检测。将4-氨基苯甲酸（ABA）在金电极表面电聚合形成一层薄膜聚ABA的电化学免疫传感器实现了对Engrailed-2（一种含有同源结构域的转录因子，被认为是诊断前列腺癌的有前景的肿瘤标志物）的高灵敏、高特异性检测。这些均为免疫传感器用于肿瘤标志物检测的代表性前沿研究。

（三）应用评价

目前，新型免疫传感器大部分处于试验阶段，正向高通量、商品化发展，以满足临床大样本检测需求，随着技术的不断成熟，有望成为肿瘤标志物的新型常用检测手段。

六、蛋白质组学及代谢组学

蛋白质组学旨在阐明生物体内蛋白质的表达模式和功能模式，其内容包括蛋白质的结构与功能、翻译后修饰情况、蛋白质表达情况、蛋白质定位以及蛋白质间的相互作用等。运用蛋白质组学技术，研究肿瘤组织与正常组织或肿瘤发展不同阶段组织中蛋白质的表达数量、表达水平和修饰状态等方面的差异，从而发现与肿瘤发生发展相关的生物标志物。

代谢组学（metabolomics）旨在对复杂生物样品中的低分子量代谢物（<1500 Da）进行系统鉴定并定量。目前，代谢组学能够同时监测生物流体（血液、尿液和脑脊液）、细胞和组织中的数千种代谢物。相比于上游的基因组学、转录组学和蛋白质组学研究，代谢组学能够将"组学"从基因扩展到小分子领域，实现了将小分子整合到系统生物学中，并联合其他组学技术实现肿瘤

多组学检测。

（一）蛋白质组学和代谢组学临床应用

1.质谱（mass spectrometry，MS）

（1）检测流程：基于MS的蛋白质组数据鉴定分析方法中，较为常用的鉴定策略是自下而上（bottom-up）的鸟枪法策略。Bottom-up MS指的是鉴定蛋白时将蛋白预消化成肽段，得到以小肽段为主的样本。基于MS的代谢组数据鉴定分析方法中，根据样本类型、分析物的理化性质、浓度以及目标分析物选择不同的样本预处理方法，得到以小分子代谢物为主的样本。

通过液相色谱等技术分离后，再进行质谱碎裂。质谱的离子源使样本离子化，质量分析器再将离子源产生的样品离子按照质荷比（m/z）分开，精确确定离子的质量。检测器将离子所带的能量转换为电信号，从而形成质谱图谱，最终将质谱图谱与理论数据库或质谱谱库进行匹配确认。

（2）质量控制：临床样本都必须参照标准执行程序进行采集，以最大限度地减少样本采集、处理和储存引起的误差。样本必须有详细的临床信息记录，如年龄、种族、性别以及药物使用情况等。临床应用中应从室内质控、室间质量评价、其他质量保证和质量控制措施三个方面开展质控工作。

2.蛋白质芯片

蛋白质芯片是将各种微量纯化的蛋白质阵列在一种高密度的固相载体上，并与待测样品杂交，以测定相应蛋白质的性质、特征以及蛋白质与生物大分子之间的相互作用的方法。

（1）检测流程：将各种蛋白质有序地固定于滴定板、滤膜和载玻片等各种载体上制成检测用的芯片，用标记了特定荧光的蛋白质与芯片作用，经漂洗将未能与芯片上的蛋白质互补结合的成分洗去，再通过荧光扫描仪或激光共聚焦扫描技术，测定芯片上各点的荧光强度。

（2）质量控制：改进基片材料的表面处理技术与蛋白质固化技术，以减少蛋白质的非特异性结合。提高芯片的点阵速度，以保持芯片表面的稳定性和生物活性。改进蛋白质的标记技术，提高信号检测的灵敏度。改善检测结果的分析方法，提供高分辨率和灵敏度的成像设备与分析软件，实现成像与数据分析一体化。

（二）蛋白质组学及代谢组学应用评价

Bottom-up MS得益于质谱检测之前使用液相色谱进

行肽段分离，这使得需要的样本量更少，并能够提供更好的肽碎片和更高的灵敏度，但Bottom-up MS最主要的缺陷是不能直接提供蛋白质的一些重要生物参数，如不同的拼接形式、不同的修饰和各式各样的蛋白折叠形式，尤其对于低丰度蛋白。最首选的MS技术组合是基质辅助激光解析离子化（matrix-assisted laser desorption/ionization，MALDI）和飞行时间（time-of-flight，TOF）。在这种方法中，蛋白质离子由MALDI产生，然后离子通过电场下的飞行管到达检测器。离子通过飞行管到达探测器的旅行时间与质量/电荷（m/z）比的测量相关。随着MS技术的不断成熟，MS在癌症研究中得到了广泛的应用，例如通过质谱学研究发现了非小细胞肺癌样本中被激活的致癌激酶和新型的融合蛋白，如间变性淋巴瘤激酶（anaplastic lymphoma kinase，ALK）；通过分析癌症基因组图谱计划癌症样本的蛋白质表达谱，可将结肠癌分类为层次相重叠的亚型。质谱灵敏度和速度的提升、检测定量水平的提高、数据分析流程的优化等，将使蛋白质组的深度覆盖更有规律，并向最小输入样本量方向发展，从而提供更多相对单一的具有较高准确性的诊断和预测标志物。

蛋白质芯片具有高通量、灵敏度较高、重复性好、所需样本量少和操作自动化等特点。在临床上应用广泛，如肿瘤患者的辅助诊断、疗效判断、病情检测、预后评估及判断肿瘤进展；肿瘤高危人群的定期筛查；肿瘤分子流行病学调查及肿瘤生物学研究等。

肿瘤的代谢表型发生了改变，其异常代谢所产生的中间产物和终产物均可作为肿瘤发生和发展的标志物。同时，代谢作为蛋白质调控的下游对深入了解癌症形成的生物过程和治疗至关重要。代谢小分子质谱检测的优势在于高通量、高特异性、高灵敏度、同时检测多个物质，目前已应用于肿瘤患者的辅助诊断、预后评估、肿瘤高危人群的定期筛查及肿瘤生物学研究等方向。

嗜铬细胞瘤和副神经节瘤（pheochromocytoma and paraganglioma，PPGL）诊断治疗专家共识（2020年版）推荐诊断PPGL首选血浆游离或尿液儿茶酚胺类代谢物浓度。肾上腺皮质癌（adrenal cortical carcinoma，ACC）是一种非常罕见的高侵袭性的恶性内分泌肿瘤。一般对于疑似ACC的患者需要进行详细的激素检查，包括血清皮质醇、尿游离皮质醇、17-羟孕酮、脱氢表雄酮、睾酮、雌二醇的测定及大小剂量地塞米松抑制试验，还包括多肽类的促肾上腺皮质激素。ACC除了在诊断时需要进行激素检查外，对于激素分泌型且肿瘤已切除的患者，应每3个月进行一次类固醇激素检测，包括皮质醇、硫酸脱氢表雄酮、雄烯二酮、睾酮、雌二醇或醛固酮，持续两年，以监控肿瘤复发。

七、微流控平台

微流控芯片（Microfluidic chip），也称为芯片实验室（Lab-on-a-chip），其基本工作原理是将生物样本分离与检测过程集中到一块平方厘米的芯片装置上并通过调控方法使待测样本注入其中，同时实现样本的分析过程。微流控芯片的通道设计在尺寸上与细胞大小相当，具有微型化、速度快、便于携带等优势，较适合于现场分析，常用于突发传染性疾病检测、药物残留分析、食品安全检测、肿瘤高发地区的人群普查等，现多处于实验室研究阶段，临床用于肿瘤标志物检测的成熟产品较少。

（一）检测流程及质量控制

以蛋白芯片为例对微流控法检测肿瘤标志物进行介绍。

首先选择载体将各种生物分子以不溶水的状态进行

连接、吸附或包埋，行使其功能进行待检，但在其制作过程中应当注意载体表面蛋白分子进行偶联的活性基因与结合的蛋白分子容量一定要大，载体应具有稳定的物理、化学、机械性特性，并且要具有良好的生物兼容性。抗体或抗原固化是非常重要的一步，常用的是玻璃片、聚丙烯酰胺凝胶膜、金膜等固化体。抗原或抗体的标记在此方法中也十分重要，常用的标记酶有辣根过氧化物酶、碱性磷酸酶等，其方法主要有两种：直接法和交联法，荧光物质有异硫氰酸荧光素、丹磺酰氯等。制备完毕后利用波长和时间两种方法分辨，常用的荧光标记物是Cy3及Cy5。同时小牛血清白蛋白（bovine serum albumin，BSA）的缓冲液作为封闭液，期间蛋白芯片上的抗原抗体分子之间的反应也起到至关重要的作用。反应后芯片上的蛋白质就会发出特定的信号，通过采集各反应点的荧光位置、荧光强弱后经软件分析图像可以获得相关信息。完成自动化的设备按照操作说明进行即可。

质量控制严格按照科室规定和标准操作规程进行，值得提醒的是主要设备安装完成后必须执行标准、严格的性能验证，确保设备的性能在可接受范围内，并做好比对和日常CV记录。在操作中按照规定进行，报告要注意与临床不符合案例的复查和临床随访，同时对灰区结果应注意结合科室CV做好沟通和随访。

（二）临床应用评价

肿瘤标志物的微流控芯片技术检测，因其成本低、高通量，最常见用于体检或者早期癌症筛查。当然结果也可以用于肿瘤的辅助诊断、预后判断、评估患者治疗情况和预测肿瘤患者的复发。

将微流控芯片技术应用于肿瘤标志物检测，最突出的优点是使用的样本量及试剂量非常少，并可实现高通量，检测的时间短，因而非常适合癌症的大批量筛查和早期诊断，而且对于整个检测过程可以实现实时监测和动态分析。在微流控芯片上进行化学发光免疫分析，可以促进化学发光免疫分析技术进一步的发展。在微流控芯片上固定多种探针，可实现全自动、多通量和多指标的检测，能大大提高免疫分析的效率。

八、POCT

即时检验（point-of-care testing，POCT）指利用便携式分析仪和试剂在采样现场进行快速检测并得到结果的一种体外诊断方法。

（一）检测原理

免疫层析法和化学发光免疫层析法是POCT用于检测血清肿瘤标志物的主要方法。免疫层析技术根据标记物的不同，又分为胶体金免疫层析技术和荧光免疫层析技术。胶体金免疫层析技术以硝酸纤维膜为固相载体，以胶体金（红色）为标记物，抗原抗体在检测区的特异性反应导致胶体金聚集，通过条带显色的强弱变化定性或半定量分析。荧光免疫层析技术以荧光物质为标志物，通过检测板条上荧光强度，进而定量检测待测物质的浓度。化学发光免疫层析技术是将化学发光和免疫反应相结合的技术，以化学发光剂为标记物，通过便携式化学发光仪检测光子强度，从而定量检测待测物质的浓度。

（二）检测流程

将待测样品（如尿液或血清）滴入样品垫粘贴区的样品孔，随后将稀释液同样滴入样品垫粘贴区的试剂孔。由于毛细管作用，样品将沿着硝酸纤维膜向前移动。当样品移动至喷金垫粘贴区时会特异性结合相应抗原的抗体，随后抗原抗体复合物继续向前移动至检测区，与包被在该区的另一抗体（T线抗体）特异性结合。

而作为质控的兔抗会向前继续移动至质控区，与包被在该区的抗兔二抗（C线抗体）特异性结合。最后通过测定偶联在抗原抗体上的胶体金的颜色深浅、荧光微球的荧光强度或者化学发光剂的光子强度定性或定量检测待测物质。

（三）质量控制

所有开展血清肿瘤标志物检测的小型实验室或者移动检测点至少应选择阴、阳性对照以及医学决定水平附近浓度在内的2个质控品，对每个项目进行质控并做好质控记录，同时参加临床检验中心组织开展的室间质评。建议同一医疗机构在同一POCT项目中应使用同一个品牌的仪器和试剂，二级以上的医院需与本单位的临床实验室进行比对，二级以下的医疗机构需定期与二级以上的医院临床实验室进行比对，每年不少于2次，每次至少5个样本，样本浓度应覆盖不同医学决定水平，设备间的检测偏倚应小于10%。

（四）临床应用及评价

1.肿瘤辅助诊断

使用胶体金免疫层析技术或者化学发光POCT产品可以实现对CEA、AFP、CA125、NSE等肿瘤标志物的快速定性或定量检测。肿瘤标志物可辅助区分良、恶性肿瘤和肿瘤类型，如CEA和NSE可辅助判断胃肠道肿瘤是腺癌（CEA阳性、NSE阴性）还是类癌（介于良性肿瘤和恶性肿瘤间的一种病变）（CEA阴性、NSE阳性）；AFP升高提示原发性肝癌或生殖系统肿瘤；且血清肿瘤标志物升高水平与肿瘤大小和分化程度有关。

2.疗效监测与预后评估

动态监测血清肿瘤标志物水平变化是病情监测的重要手段。血清中肿瘤标志物浓度的下降预示着手术、放疗或药物治疗有效，若下降至正常或者治疗前水平的95%即可认为治疗有效；若术后或者化疗后肿瘤标志物水平先下降后逐渐上升则提示复发转移，而一直居高不下者常提示有残留肿瘤或者早期复发。

3.应用评价

胶体金免疫层析法、荧光免疫层析法和化学发光免疫层析法目前都已经有成熟的检测试剂盒，这三种检测方法除了具有快速、操作简单、稳定性好等优点外，标志物与抗体是通过静电引力和疏水作用结合在一起，不会影响抗体的活性，且无须洗涤，简化了操作步骤，减少了许多干扰因素，结果简单明了。在对偏远地区高危人群或肿瘤患者长期随访方面，POCT技术有着广阔的应用前景。但是由于POCT技术固有的局限，无法进行检测前、检测中以及检测后的质量控制，检测结果的可靠性仍有待研究。

九、其他新技术

（一）流式荧光技术

流式荧光技术又称液态芯片、悬浮阵列和多功能点阵，是一种高通量诊断技术平台，具有高灵敏度的同时，还突破性地实现了1—500重的联合检测。

1.检测原理

流式荧光技术采用荧光编码微球和双激光流式分析原理，从而实现多指标联检。不同编号的荧光编码微球上交联了不同指标对应的抗体、抗原或核酸。检测时，标本与代表不同项目的所有编码微球混合孵育，再加入荧光示踪抗体或示踪探针。反应完成后，微球将通过流式技术，在流式检测模块中逐颗进行检测。最后达到一次反应可同时检测数个甚至数百个指标的效果。

2.应用评价

（1）宫颈癌筛查领域：基于流式荧光技术的HPV27全分型检测试剂，能一次区分出17种高危型别和10种低危型别，且数字化的结果不但能便于结果判读，更能满足临床对于宫颈癌筛查的分层管理。同时，流式荧光技术也是世界卫生组织HPV实验室质评标准方法，在国际上也广为认可。

（2）结直肠癌筛查领域：流式荧光技术平台上，粪便潜血实现了血红蛋白和转铁蛋白联合且定量的检测。相比于传统金标法，流式荧光粪便潜血检测在质控管理、定量分析、检测灵敏度等方面更具优势，而且双指标的联合检测，可以增加早期结直肠癌患者的检出率。

（二）胶乳免疫比浊技术

免疫比浊法是利用抗原抗体的特异性结合，在液体中形成免疫复合物干扰光线进而可用仪器检测的原理，将现代光学测量仪器与全自动分析检测系统相结合应用，实现对抗原、抗体等进行定量测定。

1.检测原理

可溶性抗原与相应的抗体特异性结合，两者在比例合适和促聚剂作用下，可快速形成较大的免疫复合物，使反应液的浊度也随之增加，即待测抗原量与反应液的浊度呈正相关；与标准曲线比较，即可计算出待测抗原的含量。该方法的最大优点是稳定性好、精确度高、简便快捷、易于自动化。

当待测物含量过低会导致形成的免疫复合物难以形成浊度，采用胶乳免疫比浊法可以克服上述缺点。它是将抗体附着在大小合适、粒度均一的胶乳颗粒上，当遇到相应的抗原时，使连接抗体的胶乳颗粒发生凝集，两个或两个以上的胶乳颗粒凝聚时导致透射光减少，减少的程度与胶乳颗粒凝聚程度成正比，同时与待测抗原含量成正比。

血清肿瘤标志物在正常人群中含量极低，肿瘤患者体内含量升高。随着胶乳比浊交联工艺技术的进步和原料的更新提升，胶乳比浊法检测的灵敏度得以进一步提高，既可以满足检测正常人群的灵敏度要求，又可以兼顾检测范围。

2.应用评价

免疫比浊法稳定性好、精确度高、简便快捷、易于自动化。但待测物含量过低时会导致形成的免疫复合物难以形成浊度，采用胶乳免疫比浊法可以克服上述缺点。它是将抗体附着在大小合适、粒度均一的胶乳颗粒上，当遇到相应的抗原时，使连接抗体的胶乳颗粒发生凝集，两个或两个以上的胶乳颗粒凝聚时导致透射光减少，减少的程度与胶乳颗粒凝聚程度成正比，同时与待测抗原含量成正比。胶乳免疫比浊法平台可实现联合检测，目前肺癌、卵巢癌、乳腺癌、胃癌、前列腺癌、肝癌、胰腺癌症等指标均可检测；也有一些疾病的诊断需要一些生化项目和肿瘤项目的联合诊断，胶乳免疫比浊法检测肿瘤标志物以生化分析仪为载体，使联合检测更方便，可一次性完成所有项目的检测，可以简化操作、节约时间，有利于临床快速判断。血清肿瘤标志物在正常人群含量极低，肿瘤患者体内含量升高。随着胶乳比浊交联工艺技术的进步和原料的更新提升，胶乳比浊法检测的灵敏度得以进一步提高，既可以满足检测正常人群的灵敏度要求，又可以兼顾检测范围。需要注意的是，胶乳法试剂的检测范围不如发光试剂宽，更容易出现钩状效应。应对易出现钩状效应的试剂设置报警参数，提示检验科对有报警标志的样本进行稀释复测。

（三）小分子免疫夹心法检测技术

小分子物质的分子量通常低于 1000 Da，常见的有雌二醇、25-羟基维生素 D、醛固酮、甲状腺激素等，小分子物质通常只有单个抗原决定簇，因此也被称为半抗原。由于半抗原仅有反应原性，不具有免疫原性，在体内很难产生免疫应答，因此抗体的制备流程也比大分子抗原要复杂。通过传统技术制备的抗体亲和力常数通常低于 10^{10} L/mol，极大限制了免疫学检测的灵敏度。

1.检测原理

小分子免疫夹心法检测技术的实现主要依赖于独特的抗原抗体识别机制和创新型检测原理的发现。此技术是基于抗独特型抗体进行设计，抗独特型抗体是针对抗体（Ab1，抗雌二醇抗体）可变区的抗原决定簇，即抗体的独特位所产生的特异性抗体，结果显示夹心法检测雌二醇具有较好的灵敏度和精密度。1994年，Self等成功开发出基于抗免疫复合物抗体的夹心免疫分析方法，抗免疫复合物抗体是针对抗原与抗体结合后形成的新的抗原表位所产生的特异性抗体，又叫抗异型抗体（anti metatype antibody），该方法显著降低温育时间，可以缩短至1~10分钟，重复性小于5%，总精密度小于8%，灵敏度可以达到30 pg/mL。

2.应用评价

小分子免疫夹心法的技术突破带来了灵敏度和特异性的提升，与LC-MS/MS方法的高度一致，为小分子检测项目的标准化以及临床的广泛应用奠定了坚实的基础。

雌激素受体阳性的乳腺癌患者在诊疗过程中定期监测雌二醇浓度，是临床需要解决的问题。化学发光免疫夹心法检测雌二醇在满足灵敏度和准确性的基础上，发挥其高通量和检测便捷的优势，更好地服务乳腺癌患者的治疗管理。前列腺癌具有雄激素依赖性特征，我国转移性前列腺癌占新发病例的54%，而雄激素剥夺治疗是目前主要的治疗手段。治疗期间睾酮下降到更低水平（深度降酮）与更好的疾病预后和转归相关。睾酮管理贯穿前列腺癌诊断、评估、治疗及预后评价多个过程，对不同疾病阶段的患者均具有重要临床意义。现阶段市场主流免疫竞争法试剂的灵敏度还存在一定的局限性，那么免疫夹心法检测血清睾酮是否能更好地用于前列腺癌的临床管理，还需更多的大规模临床证据加以证实。

血清肿瘤标志物的临床应用

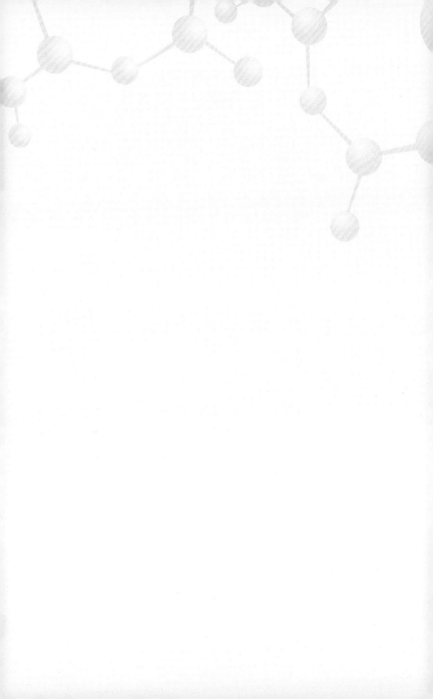

一、肺癌血清标志物

（一）概述

原发性肺癌是我国最常见，也是我国30年来发病率增长最快的恶性肿瘤。肺癌可分为非小细胞肺癌（non-small cell lung cancer，NSCLC）和小细胞肺癌（small cell lung cancer，SCLC）两大类，其中NSCLC占80%~85%，包括腺癌、鳞癌等。肺癌的临床表现具多样性但缺乏特异性，常致诊断延误。低剂量螺旋CT（low-dose spiral CT，LDCT）是目前最有效的肺癌筛查工具，但只能在高危人群中开展，而血清肿瘤标志物的检测有助于对高危人群的筛查。

（二）血清标志物的合理选择

常用肺癌血清肿瘤标志物有细胞角蛋白19片段（CYFRA21-1），癌胚抗原（CEA），鳞状上皮细胞癌抗原（SCC-Ag），神经元特异性烯醇化酶（NSE）和胃泌素释放肽前体（ProGRP）等。

CYFRA21-1是NSCLC首选血清肿瘤标志物，血清中CYFRA21-1水平随肿瘤分期的增加逐渐升高。CEA是一种较为广谱的肿瘤标志物，在肺癌中也可出现异常升高，与患者肿瘤负荷相关。SCC-Ag在NSCLC特别在肺鳞癌中随肿瘤分期的增加逐渐升高。血清 NSE 和 ProGRP 均与神经内分泌肿瘤密切相关，在 SCLC 患者中具有较高特异性。

单一肿瘤标志物检测对肺癌诊断的敏感度和特异性较低，且准确性不能满足临床需求。临床实践中常将以上肿瘤标志物联合检测，以提高其在肺癌中的敏感度和特异性。

（三）血清标志物的临床应用

1.肺癌的辅助诊断与鉴别诊断

血清肿瘤标志物检测，可用于肺癌辅助诊断和鉴别诊断，并有助于肺癌病理类型的初步判断；特别对无法进行病理学诊断的肺癌，联合检测可提高鉴别 SCLC 和 NSCLC 的准确率。

SCLC：NSE 和 ProGRP 是辅助诊断 SCLC 的理想指标，特别是两个标志物同时异常升高几倍，甚至几十倍以上时，结合其他临床检查结果，可有效辅助诊断 SCLC。

NSCLC：患者血清 CYFRA21-1、CEA 和 SCC-Ag 水平的升高有助于 NSCLC 的诊断，一般认为 CYFRA21-1 和 SCC-Ag 对肺鳞癌有较高特异性。

2.预后评估

CYFRA21-1是NSCLC患者重要预后评估指标，血清CEA水平也是判断预后的因素之一；血清CYFRA21-1和/或CEA持续升高，提示预后不良。血清NSE和ProGRP是SCLC重要预后评估指标；血清NSE和/或ProGRP持续升高，提示预后不良。

目前不推荐SCC-Ag常规应用于肺鳞癌患者的预后判断。

3.疗效监测

CYFRA21-1可用于NSCLC的疗效监测，CYFRA21-1浓度的持续升高提示疾病进展。治疗前肺癌CEA异常升高者，若控瘤治疗有效，其值可下降到参考区间内；治疗后不下降甚至持续升高，提示治疗效果不佳。血清SCC-Ag对肺鳞癌患者的疗效监测有一定价值。

NSE和ProGRP水平可反映SCLC患者的控瘤治疗效果，用于SCLC患者的疗效监测。在化疗后24~72小时内NSE可暂时性升高（肿瘤消散现象）；化疗应答良好的患者血清NSE/ProGRP会在第一个疗程结束后迅速下降；但若持续升高或暂时性下降均提示疗效不佳。

二、乳腺癌血清标志物

（一）概述

乳腺癌是全球最常见的恶性肿瘤，其死亡人数在女性亦居首位。我国乳腺癌发病率和死亡率分别居女性恶性肿瘤的第1和第4位。乳腺癌的早期诊断，尤其当病灶尚不能被触及时，可以明显改善预后。现有血清标志物对乳腺癌早期诊断的敏感性和特异性不足，难以满足临床早期诊断需求。目前影像学钼靶和超声检查仍是乳腺癌筛查和诊断最重要的技术，血清标志物常用于疗效评估和病情监测。

（二）血清标志物的合理选择

目前临床常用的乳腺癌血清标志物主要包括糖类抗原153（CA15-3）、癌胚抗原（CEA）和糖类抗原125（CA125）等。由于上述标志物对诊断乳腺癌的敏感性均较低，故不推荐用作乳腺癌筛查。但对乳腺癌高风险人群，推荐使用CA15-3、CEA和CA125联合检测结合影像学钼靶或超声检查进行初筛，检查结果异常者进一步行CT、病理等明确诊断。研究发现，CEA和CA15-3能早于临床及影像学几个月发现转移或复发，因此，推荐使用CEA和CA15-3监测乳腺癌术后复发和观察疗效。

此外，由于CA15-3、CEA和CA125特异性较差，对检测结果异常者，也需排查卵巢、子宫、胃肠、肝脏等其他肿瘤及疾病。

（三）血清标志物的临床应用

1.高危人群筛查

由于敏感性较低，血清CA15-3、CEA和CA125一般不用于无症状人群的乳腺癌筛查；但对乳腺癌高风险人群，推荐使用CA15-3、CEA和CA125等标志物联合检测，并整合影像学钼靶或超声进行初筛，检查结果异常者进一步行CT、病理等明确诊断。

2.辅助诊断

CA15-3、CEA和CA125单个血清标志物检测早期乳腺癌的敏感性为10%~30%，诊断中晚期乳腺癌的敏感性为20%~40%，联合检测可明显提升乳腺癌诊断敏感性。对有乳腺结节、乳头溢液或腋窝淋巴结肿大，且CA15-3结果大于参考值上限3~5倍者，在排除乳腺炎后，高度提示乳腺癌；当CA15-3大于100 U/mL时，提示有转移性病变。对无临床症状，但CEA、CA125和CA15-3检测结果有显著异常者，需结合影像学、病理学等明确诊断，排除恶性肿瘤者。

3.疗效评估

推荐治疗前检测CA15-3、CEA和CA125等确定基线水平，并对治疗前升高的血清标志物进行动态监测。治疗后2~4周，若标志物水平降至参考值范围，提示治疗有效或预后良好；若仅有小幅度下降或不降反升，则提示疗效不佳或病情进展；若水平仍大于参考值上限3倍以上，提示可能存有肿瘤残留或转移。

4.复发监测/预测

对治疗前血清标志物显著升高者，推荐术后2年内，每3个月复查；术后2~5年，每6个月复查，并据检测结果调整未来监测方案；若连续两次随访有一个或多个标志物回升至参考值上限2倍以上并有进行性上升趋势，则提示乳腺癌复发可能。

三、胃癌血清标志物

（一）概述

胃癌是我国高发恶性肿瘤，年新发病例约占世界40%，早期缺乏典型临床表现，发现时常已至中晚期，死亡率高、预后差。血清标志物具有检测方便、创伤较小、能及时反映病情变化等特点，但现有胃癌血清标志物敏感性不足，难以满足临床早期检测需求，总体上对胃癌的早期诊断意义远低于对胃癌预后评估的临床价值，术后患者出现血清CEA、CA19-9等升高，常预示预后不良。近几年，基于甲基化DNA、微小RNA等新型标志物敏感性较高、特异性也较好，具有很好的临床应用前景。但因其临床应用推广时间较短、技术成本高、检测技术要求高，仍需大规模临床真实世界研究和应用验证。因此，胃镜检查仍是目前胃癌筛查和诊断最为重要的技术，血清标志物主要用于疗效评估和病情监测。

（二）血清标志物的合理选择

目前临床常用的胃癌血清标志物有癌胚抗原（CEA）、CA19-9、CA72-4和CA242等，对胃癌辅助诊断、疗效监测、预后判断有较大帮助；此外，反应胃黏膜萎缩的血清标志物，胃蛋白酶原Ⅰ和Ⅱ（pepsinogen Ⅰ、Ⅱ，PG）和胃泌素-17（Gastrin-17，G-17）对胃癌风险人群筛查也有一定价值。由于上述标志物诊断胃癌的敏感性均较低，故不推荐使用其进行体检人群胃癌筛查，对不能耐受或不愿接受胃镜检查的胃癌风险人群，推荐使用PG、G-17、CEA、CA19-9和CA72-4等联合检测进行初筛，检测结果异常者需进一步行胃镜、

CT等明确诊断。由于慢性炎症也可引起CEA、CA19-9和CA72-4等指标的升高，检查结果较正常上限升高2倍以上，才提示患有恶性肿瘤的可能性较大。此外，CEA、CA19-9和CA72-4升高的特异性较差，对检测结果异常者，也需排查结直肠、肺、胰腺、胆管等部位其他肿瘤或疾病。在疗效监测方面，推荐对治疗前CEA、CA19-9、CA72-4和CA242等基线水平进行评估，并对治疗前表达水平升高的血清标志物进行动态检测，用于疗效监测和预后判断。

（三）血清标志物的临床应用

1.胃癌高危人群筛查

对不能耐受或不愿接受胃镜检查的胃癌风险人群，推荐使用CEA、CA19-9、CA72-4联合PG和G-17检测进行危险分层，PG Ⅰ浓度≤70 μg/L且PG I/PG Ⅱ≤7.0作为胃癌高危人群标准，血清G-17浓度检测可以诊断胃窦（G-17水平降低）或仅局限于胃体（G-17水平升高）的萎缩性胃炎。检测结果异常者需进一步行胃镜、CT等明确诊断。

2.辅助诊断

CEA、CA19-9和CA72-4检测结果大于正常参考区间上限为异常，初次结果异常但小于正常上限2倍者需定期复查。CEA、CA19-9和CA72-4单个标志物检测I-II期胃癌的敏感性均在10%左右，诊断中晚期胃癌的敏感性约20%，三个标志物联合检测可将敏感性提升至40%，推荐多个标志物联合检测以提高敏感性。检测结果异常但小于正常上限2倍者，经排除恶性肿瘤后，推荐3个月后复查。新型血清标志物，如以血浆 RNF 180/Septin 9 为代表的 cfDNA 甲基化，较传统标志物呈现更高的敏感性和特异性，对临床有较好的参考价值。

3.预后判断

对初诊无转移，尤其是Ⅰ—Ⅱ期胃癌，术前CEA或CA19-9表达升高2~5倍以上提示患者预后较差，推荐给予更加积极的治疗和随访监测。需注意的是，对早发型胃癌患者，尤其是女性，CEA、CA19-9等血清标志物阳性比例很低，因而对该部分患者预后评估价值有限。

4.疗效评估

对经病理确诊的胃癌患者，血清 CEA、CA19-9、CA72-4和CA242等有助于疗效监测。对外科术前标志物显著升高者，行胃癌根治术后2~4周，CEA、CA19-9、CA72-4和CA242应降至正常上限以下，若术后仍大于正常上限2倍以上常提示存在残余病灶；对术前CEA、CA19-9和CA242等均阴性者，预后判断主要靠CT、彩超等影像学检查。此外，联合新型检测技术如CTC、cfDNA等，有一定参考价值。对新辅助或晚期姑息性治疗前CEA、CA19-9等标志物显著升高者，若治疗后显著降低，提示预后较好。

5.复发监测

对术前血清CEA、CA19-9、CA72-4和CA242等显著升高者，推荐进行动态检测，有助于监测胃癌复发。推荐术后3年内，每3~6个月1次；术后4~6年，每6~12个月进行1次标志物测定，并据结果调整未来监测方案；若连续两次随访中有一个或多个标志物回升至正常上限2倍以上并有进行性上升趋势，则提示胃癌根治术后复发。需要注意的是，对术前CEA、CA19-9、CA72-4和CA242等均阴性或轻度升高者，动态检测对监测胃癌复发转移的价值有限。

四、结直肠癌血清标志物

（一）概述

结直肠癌是最常见的消化道恶性肿瘤，全球发病率居恶性肿瘤第3位，死亡率居第2位。我国结直肠癌发病率呈逐年上升趋势，据2020年全球癌症统计，我国结直肠癌新发病例高达55.5万。结直肠癌的早期症状不典型，致多数患者确诊时已处于晚期，且疗效欠佳。现有结直肠癌血清标志物的敏感性和特异性不足，难以满足临床早期筛查及诊断需求。因此，结肠镜活检仍是结直肠癌筛查和诊断的首选方法，血清标志物常用于疗效评估与疾病监测。

（二）血清标志物的合理选择

CEA和CA19-9是临床上最常用的结直肠癌相关标志物，但特异性不强，对检测结果异常者，需排除生理性增高及胰腺癌、胃癌、肺癌、乳腺癌、卵巢癌等其他肿瘤。有研究表明，CEA、CA19-9联合CA242、CA125、CA50等常用血清肿瘤标志物联合检测，可提高结直肠癌诊断及预后评估的准确性。此外，新型血清标志物如ctDNA、cfDNA、miRNA和代谢小分子等，较传统标志物有更高的有更高的每感性和特异性，但目前尚未获得普遍应用。

（三）血清标志物的临床应用

1.高危人群筛查

目前推荐以结肠镜和粪便免疫化学检测为结直肠癌的筛查方式。CEA和CA19-9为结直肠癌的非特异性标志物，不推荐用作筛查和早期诊断的检测指标。

2.辅助诊断

CEA 和 CA19-9 可用于结直肠癌的辅助诊断。CEA 对早期结直肠癌的敏感性较低（Ⅰ、Ⅱ期敏感性为 21%~44%），随病程进展逐渐升高（Ⅲ、Ⅳ期敏感性为 41%~87%）。当其水平持续增高 5~10 倍时（即 CEA≥25~50 ng/mL），对诊断结直肠癌具有参考价值。CA19-9 诊断结直肠癌的敏感性为 26%~48%，特异性高于 CEA，因此对 CA19-9 阳性结果应重视。甲基化 Septin 9 DNA 检测可用于结直肠癌的早期诊断，敏感性为 74.8%，特异性为 97.5%。

3.疗效评估

推荐术前/治疗前检测 CEA、CA19-9、CA242、CA125、CA50 等以确定基线水平，对治疗前显著升高的血清标志物在治疗后进行动态监测。对初始可切除转移性结肠癌，可依据复发风险评分（clinical risk score, CRS）判断后续治疗方案。术前 CEA>200 ng/mL 作为 CRS 的评价参数，可记 1 分，总分越高，提示术后复发风险越大，围术期化疗越有益。术前标志物显著升高者，行根治术后 1~6 周，降至正常上限以下，提示手术有效，预后良好；若术后仍大于2倍以上，提示可能存在肿瘤残留或微转移。患者在新辅助治疗或晚期姑息性治疗后，若显著降低则表明治疗有效；仅有较小幅度下降或不下降则提示疗效不佳。

4.复发监测

对术前血清标志物升高者，推荐术后每3~6月复查1次，持续2年，此后每6个月1次，共计5年。CEA常用于结直肠癌术后复发监测，如结果高于正常水平，2周后再检测1次；连续2次以上升高不小于10 ng/mL，尤其当CEA连续不小于15 ng/mL，可选择肠镜和/或影像学检查监测；多次CEA升高不小于35 ng/mL，高度提示肿瘤复发，应结合结肠镜及影像学明确诊断。

五、原发性肝癌血清标志物

(一) 概述

原发性肝癌是全球第六大常见高发肿瘤，也是肿瘤相关的第三大死因，仅次于肺癌和结直肠癌。原发性肝癌包括肝细胞癌和肝内胆管癌以及其他罕见类型，其中肝细胞癌占75%~85%。中国人群的肝癌生存率低、死亡率高，为此，原发性肝癌的早期防治非常重要。目前临床的常规检查有影像学、病理学、肿瘤标志物检测等。原发性肝癌血清标志物测定方便快捷，是适用于原发性肝癌筛查和监测的首选指标之一。

（二）血清标志物的合理选择

血清AFP是当前诊断肝癌和疗效监测常用且重要的指标。对于AFP≥400 μg/L超过1个月，或≥200 μg/L持续2个月，在排除妊娠、慢性或活动性肝病、生殖腺胚胎源性肿瘤以及消化道肿瘤后，高度提示肝癌。血清AFP轻度升高者，应结合影像学检查或进行动态观察，并与肝功能变化对比分析，有助于肝癌辅助诊断。异常凝血酶原（DCP）和血清甲胎蛋白异质体（AFP-L3）也可作为肝癌早期诊断标志物，特别是对血清AFP阴性人群。根据我国多中心队列研究数据，以37.5 mAU/mL为界值时，DCP可有效从乙肝病毒慢性感染者中检出肝细胞癌患者。甲胎蛋白异质体AFP-L3为肝癌细胞所特有，随癌变程度增加相应升高，因此常用AFP-L3占AFP的百分比（AFP-L3%）作为原发性肝癌的检测指标，以AFP-L3%≥10%为阳性临界值。

（三）血清标志物的临床应用

1.肝癌筛查

原发性肝癌的血清标志物主要是AFP、DCP和

AFP-L3。其中，AFP最为常用，对部分阴性者，则可采用DCP和AFP-L3联合筛查策略。推荐肝脏CT和MRI平扫、多期动态增强成像行肝癌早期筛查。推荐低危人群每年常规筛查1次，中危人群每6个月常规筛查1次，高危人群每3~6个月常规筛查1次，极高危人群每3个月常规筛查1次。

2.辅助诊断

肝癌血清标志物检测，特别是AFP测定，对诊断肝细胞癌有相对专一性。对AFP≥400 μg/L超过1个月，或≥200 μg/L持续2个月，在排除妊娠、慢性或活动性肝病、生殖腺胚胎源性肿瘤以及消化道肿瘤后，高度提示肝癌，并加做超声、CT/MRI和活组织检查等明确诊断。对血清AFP阴性人群（<20 μg/mL），可借助DCP、miRNA检测、AFP-L3和类GALAD模型进行早期诊断。

3.疗效评估

血清AFP测定有助于监测肝癌患者对治疗的反应。肝癌术后血清AFP下降到参考区间内，表示手术有效；若水平不降或仅部分下降，表示手术不彻底或已有转移病灶；如术后AFP-L3%阳性或变化不明显，AFP阳性，提示手术不彻底，可能存在切缘残瘤或肝外转移等。若术后 AFP-L3% 阴性，AFP 阳性，提示手术彻底，余肝上存在肝炎或肝硬化。术后 AFP-L3% 和 AFP 均阴性，提示手术成功。

4.复发监测

原发性肝癌治疗后需定期检测 AFP 和 AFP-L3（AFP 临界值 20 ng/ml，敏感性 66.1%，特异性 89.4%），治疗后 AFP 再次升高，提示疾病复发。

六、胆系肿瘤血清标志物

（一）概述

胆道系统肿瘤主要包括肝内外胆管癌和胆囊癌，发病率远低于胃肠癌，居消化系肿瘤第 6 位，约占所有消化系肿瘤的 3%，其中胆囊癌最常见，约占胆系恶性肿瘤的 80%~95%。胆系恶性肿瘤侵袭性强，预后极差，5 年存活率不足 5%。早期诊断和治疗是改善预后的关键，现有血清标志物虽然不适于常规体检人群的肿瘤筛查，但对胆系肿瘤高危人群的筛查有重要价值。此外，血清标志物联合动态检测还可用于疗效评估和病情监测。

（二）血清肿瘤标志物的合理选择

胆囊癌与胆管癌相似，CEA、CA19-9、CA125、

CA72-4等均可以升高，其中CA19-9和CEA较为常用，但上述标志物升高无特异性，其他脏器肿瘤也可升高，因此对检测异常者尚需结合其他影像学和病理学检查，以明确诊断。在某些良性疾病，如胆管梗阻、胆管炎等疾病，CA19-9也可显著升高，其中慢性胆管梗阻患者，CA19-9可升至1000 U/mL。少数健康人群，CA19-9也可轻度升高。但对3%~7%先天性缺乏Lewis抗原A表达的人群，由于细胞不表达CA19-9，即使患有胆系肿瘤，也在正常范围内，因此CA19-9不适用于该类人群的辅助诊断和病情监测。

（三）血清标志物的临床应用

1.肿瘤筛查

对胆系肿瘤高危人群，包括胆囊结石、慢性胆囊炎、胆囊腺瘤性息肉、肝内胆管结石和胆胰管合流异常等患者，推荐CA19-9和CEA检测联合彩超作为高危人群筛查手段。

2.辅助诊断

CA19-9>37 μg/L为异常，诊断肝外胆管癌敏感性为56%、胆囊癌敏感性为29%~59%；CEA>5 μg/L为异常，诊断肝外胆管癌敏感性为9%、胆囊癌敏感性为12%~

27%，推荐CA19-9和CEA联检提高敏感性。结果异常，需排除恶性肿瘤，且3个月后复查。

3.预后判断

胆系肿瘤治疗前CEA或CA19-9表达升高提示预后较差，尤其是CEA和CA19-9均异常升高者，需更加积极的治疗和随访。

4.疗效评估

对病理确诊的胆系肿瘤患者，血清CA19-9和CEA有助于监测疗效。对外科术前显著升高者，术后仍大于正常上限2倍以上常提示存在残余病灶；对术前CEA和CA19-9均阴性者，预后判断主要靠CT、彩超等检查。对新辅助或晚期姑息性治疗前CEA、CA19-9等显著升高者，若治疗后显著降低，提示预后较好。

5.复发监测

对术前血清CEA和CA19-9显著升高的胆系肿瘤患者，CEA和CA19-9的动态检测，有助于监测复发。推荐术后3年内每3~6个月，术后5年内每6~12个月进行监测，并根据结果调整未来监测方案；若连续两次随访有单个或两个标志物回升至异常并有进行性上升趋势，则高度提示肿瘤复发。需要注意的是，对术前CEA、

CA19-9均阴性或仅轻度升高者，动态检测对监测复发转移的价值有限。

七、鼻咽癌血清标志物

（一）概述

鼻咽癌（nasopharyngeal carcinoma，NPC）是发生于鼻咽腔顶部和侧壁的恶性肿瘤，发病率为耳鼻咽喉恶性肿瘤之首。我国鼻咽癌发病呈南高北低趋势，在华南、西南各省发病率最高。目前鼻咽癌病因尚不确定，较为肯定的致病因素为EB病毒（EBV）感染、化学致癌因素、遗传因素等。近年来，鼻咽癌特异性标志物的开发和应用取得了很大进展，EBV相关标志物逐渐成为目前临床应用最广泛、最成熟的诊断和预后判断标志物。

（二）血清标志物的合理选择

血浆-EBV-DNA-是目前临床应用广泛和成熟的鼻咽癌标志物。EBV是公认的鼻咽癌关键致病因素，通过血浆EBV-DNA定量检测，可有效评估NPC患者的诊治及预后。

血清EBV相关抗体是鼻咽癌快速筛查、早期诊断、疗效评估和预后判断的有效辅助标志物，通常有IgM、IgG和IgA三种，尤其是IgA，为黏膜表面分泌性抗体，常用于鼻咽癌的诊断及风险评估。其中 EBNA1-IgA（EBV 核抗原 IgA）、VCA-IgA（EBV 衣壳抗原 IgA）、Zta-IgA（EBV Zta 蛋白 IgA）是应用较为普遍的血清学诊断指标。VCA-IgA-的大量表达提示 EBV 进入复制状态，对诊断鼻咽癌具有较高敏感性。EBV 的核蛋白 EBNA1 是维持 EBV 在宿主细胞内潜伏感染的重要蛋白，EBNA1-IgA 水平能在很大程度上反映 EBV 的活动状况。Zta 蛋白是调节 EBV 由潜伏期进入复制状态的关键性蛋白，能将 EBV 的转录激活子直接激活，让病毒从潜伏期直接进入增殖期，Zta-IgA 抗体检测为阳性，提示患鼻咽癌的风险增加。一般推荐 EBV 相关的三种血清抗体标志物联合检测。临床上动态观察 EBV 血清标志物的滴度变化，有助于鼻咽癌患者治疗敏感性及疗效评估，并对预后评估有一定潜在价值。

（三）血清标志物的临床应用

1.筛查与辅助诊断

血清 VCA-IgA、EBNA1-IgA 和 Zta-IgA 联合检测，可有效提高鼻咽癌检出率，且有助于早发现和早诊断。血清 VCA-IgA 在 EBV 感染早期可检测到，是目前大样本鼻咽癌普查研究唯一的筛查指标；但易见假阳性，准确性不够，仅作为鼻咽癌辅助诊断依据。

2.风险预测

血清 EBNA1-IgA 和 Zta-IgA 是鼻咽癌风险预测的重要指标；EBNA1-IgA 和 Zta-IgA 阳性结果，提示罹患鼻咽癌的风险增加。

3.疗效评估与预后判断

血清 VCA-IgA 滴度动态监测，可作为鼻咽癌疗效监测和预后评估的重要指标。

八、甲状腺癌血清标志物

（一）概述

甲状腺癌（thyroid carcinoma，TC）是内分泌系统和头颈部最常见肿瘤。90% 的 TC 为来源于甲状腺滤泡细胞的分化型甲状腺癌（differentiated thyroid carcinoma，DTC），包括乳头状癌和滤泡状癌。5% 的 TC 为来源于甲状腺 C 细胞的甲状腺髓样癌（medullary thyroid carcinoma，MTC）。

（二）血清标志物的合理选择

目前，TC 尚缺乏公认的肿瘤标志物。主要检测甲状腺球蛋白（thyroglobulin，Tg）、抗甲状腺球蛋白抗体（anti-thyroglobulin antibody，TgAb）、降钙素（calcitonin，CT）和癌胚抗原（carcinoembryonic antigen，CEA）。Tg是甲状腺滤泡上皮分泌的糖蛋白，炎症等多种因素也可影响Tg表达水平，因此不能鉴别甲状腺疾病的良恶性，多用于DTC的预后随访。此外，由于血清学Tg测定受到体内TgAb水平影响，为实现精准评估，在检测血清Tg同时应常规检测TgAb。

CT由甲状腺C细胞合成及分泌，表达程度与MTC分化程度和侵袭生长能力有关。行全甲状腺切除的患者，在治疗前和治疗后应定期监测血清CT水平，如超过正常范围并持续升高，特别是当CT≥150 pg/mL时，应高度怀疑病情进展。除CT外，C细胞也能分泌CEA。尽管CEA特异性不强，仍建议CT和CEA联检作为MTC诊断和随访指标。值得注意的是，血清CT阴性的MTC患者，不排除与免疫分析法的"脱钩现象"导致假阴性（浓度过高）或极少数MTC患者不分泌CT和CEA等因素。

（三）血清标志物的临床应用

1.肿瘤筛查

对甲状腺癌高风险人群，Tg、TgAb、CT和CEA不推荐作为甲状腺癌（TC）的筛查指标。

2.辅助诊断

不推荐 Tg 和 TgAb 用于 DTC 的鉴别诊断。

对怀疑 MTC 的患者，术前应常规检测血清 CT，CT 升高应同时检测 CEA。当 Ctn 值>20 pg/mL，淋巴结转移风险增加，CT 值>500 pg/mL，远处转移可能性增加。

3.疗效评估

DTC 行甲状腺全切除术后 Tg<1 ng/mL，提示治疗反应良好，复发风险<1%；术后 Tg 处于 5~10 ng/mL，提示治疗后发现并确认局部或远处转移灶的概率增高。术后 Tg>10~30 ng/mL，多提示肿瘤持续存在或复发，发生局部和远处转移。

MTC 术后血清 CT 值<10 pg/mL 患者，3 年和 5 年生存率分别为 94% 和 90%；而术后血清 CT 值>10 pg/mL 患者，3 年和 5 年的生存率则分别降至 78% 和 61%。

4.复发监测

DTC 患者经手术和[131]I 治疗后，随访发现血清 Tg 水平逐渐升高，或疑有肿瘤复发，可行超声引导下穿刺活检和/或穿刺针冲洗液的 Tg 检测，或[131]I 诊断性全身显像检查。

对 MTC 术后 CT 及 CEA 持续升高，或降至正常后再升高者，应计算CT倍增时间，并至少连续检测四次，随访间隔为3~6个月；术后CT和CEA高于正常水平者，应行影像学检查寻找持续或复发病灶。

九、宫颈癌血清标志物

(一)概述

宫颈癌是常见的女性生殖系统恶性肿瘤，转移是宫颈癌致死的主要因素。高危型人乳头瘤病毒（human papillomavirus，HPV）持续感染是宫颈癌的主要危险因素，HPV和宫颈细胞学筛查的普遍应用，使宫颈癌和癌前病变得以早期发现和治疗，宫颈癌的发病率和死亡率已有明显下降。目前，WHO和美国癌症协会均推荐HPV-DNA检测作为宫颈癌筛查的首选方法，中国人群的HPV高危型别包括16、18、33、52和58型，HPV-DNA分型检测可有效筛选高风险人群。血清标志物检测有助于宫颈癌的辅助诊断、疗效和预后监测。

(二)血清标志物的合理选择

目前，宫颈癌尚无特异的血清标志物，常用血清肿瘤标志物主要有鳞状细胞癌抗原（squamous cell carcino-ma antigen，SCC-Ag）、糖类抗原125（CA125）、癌胚抗原（CEA）、糖类抗原19-9（CA19-9）和糖类抗原153

（CA15-3）等。SCC-Ag多用于宫颈鳞状细胞癌的诊断和复发监测，CA125、CEA和CA19-9在宫颈腺癌中升高的程度高于宫颈鳞癌。宫颈鳞状细胞癌可常规检测SCC-Ag、CEA、CA19-9，宫颈腺癌可常规检测CA125、CEA、CA19-9、CA15-3。NSE在宫颈神经内分泌瘤中常有升高。血清肿瘤标志物联合HPV分型筛查可进一步提高宫颈癌检出率。

（三）血清标志物的临床应用

1.肿瘤筛查

细胞学检查联合HPV分型是临床常用的HPV筛查方式。高危型HPV初筛阳性并不能作为宫颈癌的诊断依据，对这类患者，建议联合检测SCC-Ag、CA125、CEA等，提高早期宫颈癌检出率。

2.辅助诊断

SCC-Ag、CA125、CEA、CA19-9和CA15-3在宫颈癌患者血清中均有不同程度升高。SCC-Ag对宫颈鳞癌的诊断价值较高，与肿瘤的严重程度存在一定相关性，对早期宫颈癌淋巴结转移具一定预测作用，但目前临床尚未根据治疗前血清SCC-Ag水平制定术后治疗方案。CA125、CEA和CA19-9对宫颈腺癌的诊断灵敏度更高。

联合检测SCC-Ag、CA125、CEA、CA19-9和CA15-3等比单独使用具更大临床应用价值。

3.疗效评估

对宫颈鳞癌患者，治疗前血清SCC-Ag水平增高，提示患者对放化疗的敏感性不佳及复发风险；如治疗后血清SCC-Ag水平未恢复至正常，提示疗效不佳、预后不良。术前血清SCC-Ag升高的早期宫颈癌患者，术后联合放疗可一定程度上降低复发率。

4.复发监测

宫颈癌初治后建议最初2年内，每3个月随访1次，第3~5年，每6个月随访1次，此后每年随访1次至终身。SCC-Ag持续升高或进行性升高，对肿瘤复发有提示意义。

上述血清标志物受患者生理周期、良性疾病或检测过程的干扰，也可能出现假阳性，如皮屑和唾液污染或肾衰等疾病导致SCC-Ag升高。因此，宫颈癌血清标志物应用中需连续监测，并结合临床综合考虑。

十、胰腺癌血清标志物

（一）概述

胰腺癌的发病率和死亡率分别居我国恶性肿瘤的第

9和第6位，是一种恶性程度极高的消化系统肿瘤。胰腺癌主要分为导管腺癌（包括腺鳞癌、胶样癌、肝样腺癌、髓样癌、印戒细胞癌、未分化癌、伴破骨样细胞的未分化癌等特殊亚型）和腺泡细胞癌，两者约占整个胰腺恶性肿瘤的90%。胰腺癌的危险因素包括家族史、慢性胰腺炎、肥胖、2型糖尿病、吸烟和酗酒等。胰腺癌起病隐匿，症状不典型，早期诊断困难，临床就诊时大部分患者已属于中晚期。超声内镜、影像学、血清标志物和病理检查是胰腺癌筛查和诊断的重要技术手段。血清标志物在疗效评估和病情监测方面也具有一定价值。

（二）血清标志物的合理选择

临床上CA19-9是胰腺癌中最常用、应用价值最高的肿瘤标志物，可用于辅助诊断、疗效监测和复发监测。早期胰腺癌患者血清CA19-9浓度升高不明显，敏感度不高。CA19-9除了在胰腺癌中升高之外，在以下情况下也存在升高可能：其他恶性肿瘤如结直肠癌、胃癌、肺癌、乳腺癌、肝癌、胰腺神经内分泌瘤；良性疾病如胆管梗阻、胆管炎、慢性胰腺炎、肝炎、肝硬化、间质性肺病，尤其梗阻性黄疸患者CA19-9可以快速升高；长期大量饮用浓茶者也可轻度升高。有5%~10%的患者 Lewis 抗原呈阴性，不表达 CA19-9，此类胰腺癌患者检 CA19-9 水平正常，需结合其他肿瘤标志物，如 CEA、CA125 辅助诊断。CA242 对胰腺癌和结肠癌提示性较好，在肝、胰腺和胆管等良性疾病中不升高，对于胰腺癌有较好的特异性。当胰腺癌发生在胰头部位时，CA242 的水平会更高。

（三）血清标志物的临床应用

1.肿瘤筛查

对胰腺癌高危人群，推荐使用 CA19-9 作为筛查的主要血清学指标。重复检测常优于单次检测，建议间隔二周左右。

2.辅助诊断

CA19-9 用于胰腺癌的辅助诊断，AUC 为 0.87，灵敏度和特异性均为 80%。CEA 诊断胰腺癌的 AUC 为 0.7，灵敏度为 39%，特异性为 81.3%。CA125 诊断胰腺癌的灵敏度为 40%~60%，特异性为 50%~80%。CA242 诊断胰腺癌的灵敏度为 67.8%，特异性为 83%。多个指标联合检测可提高胰腺癌诊断的灵敏度和特异性。

3.预后判断

CA19-9 水平在一定程度上反映肿瘤负荷或存在微

转移灶可能，是胰腺癌患者的独立预后因素。新辅助治疗后CA19-9水平下降>50%预后好，如能恢复至正常水平，则术后生存获益更显著。CEA、CA125和CA242的浓度升高也与胰腺癌患者的预后密切相关，可作为转移性胰腺癌的预后标志物。CA19-9、CEA、CA242和CA125联检可有效判断胰腺癌转移。

4.疗效评估

对术前显著升高的肿瘤标志物，动态监测治疗后浓度的变化可用于初步评估肿瘤是否完全消除及其残留量。在胆道感染（胆管炎）、炎症或胆道梗阻时CA19-9可能出现假阳性，无法提示肿瘤及病变程度，因此CA19-9术前检测最好在胆道减压完成和胆红素水平恢复正常后进行复检。CA19-9半衰期为4~8天，治疗有效后可表现为逐步降低。术后2~4周复查，外科根治术（Ⅰ期）有效者，升高的CA19-9可降低至正常水平。

5.复发监测

随访包括CA19-9、CEA、CA125、CA242等血清标志物。黄疸可能影响CA19-9水平，CA242不受黄疸影响，与CA19-9联检，有利于鉴别诊断。如术后存在胆道炎症或梗阻，则需要在排除影响因素后检测。在术后第1年，建议每3个月随访1次；第2~3年，每3~6个月随访1次；之后每6个月随访1次，随访时间至少5年。如CA19-9等表现为逐步升高，提示有复发转移可能。

十一、卵巢癌血清标志物

（一）概述

卵巢癌是女性生殖系统中最常见的恶性肿瘤之一，发病率仅次于宫颈癌和子宫内膜癌，病死率仅次于宫颈癌，严重威胁女性生命健康。卵巢癌主要分为上皮性卵巢癌、生殖细胞肿瘤、特异性性索-间质肿瘤以及转移性肿瘤，其中上皮性卵巢癌最常见。卵巢癌的发病原因并不明确，大部分卵巢癌是散发的，遗传性卵巢癌约占所有卵巢癌的15%。目前已发现十余种抑癌基因的胚系突变与遗传性卵巢癌发病相关，其中超过80%的遗传性卵巢癌与BRCA1/2胚系突变有关。

（二）血清标志物的合理选择

血清糖类抗原125（CA125）、人附睾蛋白4（human epididymis protein 4，HE4）是卵巢癌中应用价值最高的肿瘤标志物，可用于辅助诊断、疗效监测和复发监测。在进行卵巢癌筛查或疑似卵巢癌诊断时，推荐绝经后妇女选择CA125（正常值：<35 U/mL），绝经前妇女

选择 HE4 进行检测。CA125 升高常见于晚期浆液性癌，手术或化疗后也可用 CA125 监测疗效；满意减瘤术后，7 天内 CA125 可下降到最初水平的 75% 以下。HE4 是早期卵巢癌的较理想生物标志物。卵巢癌风险算法（risk of ovarian malignancy algorithm，ROMA）指数是将 CA125 和 HE4 的血清浓度与患者绝经状态相结合的一个评估模型，其值取决于 CA125、HE4 的血清浓度、激素和绝经状态。

ROMA 计算公式参见第二章所述。

β-HCG 升高常见于卵巢非妊娠性绒毛膜癌；CA19-9 升高常见于黏液性卵巢癌或某些交界性肿瘤；CEA 升高见于胃肠道转移性卵巢癌；抗缪勒氏管激素（anti-mullerian hormone，AMH）可作为颗粒细胞的肿瘤标志物；其他肿瘤标志物如 AFP、NSE、LDH 等均可在卵巢癌发生发展中出现不同程度升高，联检可提高诊断的灵敏度。

（三）血清标志物的临床应用

1.肿瘤筛查

目前不推荐对一般人群进行卵巢癌常规筛查；对高危人群（如 BRCA 基因突变携带者，有家族史），推荐用阴道超声检查联合血清CA125监测。

2.辅助诊断

针对不同患者应选择对应的肿瘤标志物检测。CA125常用于绝经后人群和晚期卵巢癌的辅助诊断。HE4可作为早期卵巢癌检测的重要肿瘤标志物，并在一定程度上可作为卵巢癌分型的辅助性指标。此外，术前血浆HE4可作为上皮性卵巢癌患者潜在的预后生物标志物。ROMA指数是一种卵巢恶性肿瘤风险评估方法，对鉴别盆腔肿物的良恶性有帮助。当无法明确卵巢肿瘤性质时，多种肿瘤标志物联合检测并结合ROMA指数有助于鉴别诊断。

3.疗效评估与复发监测

临床可使用CA125监测手术或化疗疗效，血清CA125水平提示肿瘤的进展或消退。HE4水平变化有助于判断卵巢癌是否发生转移，可用于反映疾病发展趋势，监测治疗效果，高水平的HE4可能预示化疗耐药和腹水形成可能；腹水HE4水平还可评价卵巢癌化疗疗效。

十二、前列腺癌血清标志物

（一）概述

前列腺癌是发生于前列腺的上皮性恶性肿瘤，在欧美地区发病率高，亚洲和我国发病率较低，但随着亚洲地区饮食习惯的西方化以及人口老龄化加剧等原因，亚洲前列腺癌发病率及死亡率呈上升趋势。前列腺癌进展缓慢，早期症状不明显，一旦进入中晚期，前列腺癌快速增长或扩散，预后较差。为此，早筛早诊早治非常重要。前列腺癌血清标志物、直肠指检、MRI、前列腺穿刺活检及组织病理学检查是常用的前列腺癌诊断方法。前列腺癌血清标志物检测方便快捷创伤小，是推荐检验项目。

（二）血清标志物的合理选择

前列腺癌血清标志物主要为前列腺特异性抗原（PSA），包括总PSA（tPSA）和游离PSA（fPSA），以及近来发展起来的PSA同源异构体2（isoform [−2] precursor of PSA，p2PSA）等。由血清PSA推导出的fPSA%（$\frac{fPSA}{tPSA}$（100%）及前列腺健康指数（prostate health index，PHI）（$\frac{p2PSA}{fPSA}$（$\sqrt{tPSA}$）可进一步提高PSA的诊断效能。tPSA大于10 ng/mL，患前列腺癌的风险很大；当tPSA小于10 ng/mL时，fPSA%和PHI可提高前列腺癌的检出，减少不必要的穿刺活检。依据Access Hybritech标

准采用化学发光仪测定，tPSA在4~10 ng/mL区间时，称为PSA灰区；此外，尚有WHO标准确定的tPSA灰区。因此，临床实验室需关注PSA测定所采用的检测方法和标准，必要时在检验报告中注明PSA灰区范围，以帮助临床诊断及采取进一步检查。其他指标，如前列腺酸性磷酸酶（prostate acid phosphatase，PAP）也可用于前列腺癌的辅助诊断。值得注意的是，前列腺良性疾病、前列腺按摩或穿刺、直肠指检、射精、导尿、直肠镜或直肠超声检查后，PSA和PAP值可升高。

（三）血清标志物的临床应用

1.肿瘤筛查

对前列腺癌高风险人群，推荐测定血清PSA作为基础前列腺的癌筛查指标。对tPSA>4 ng/mL且复查仍异常者，可用fPSA%、PHI、影像学检查和风险分层进一步诊断。

2.辅助诊断

tPSA>4 ng/mL为异常，初次异常者需复查；tPSA在4~10 ng/mL时，当fPSA%<0.1，患前列腺癌的概率为56%；而当fPSA%>0.25，其概率仅为8%；推荐以fP-SA% 0.16作为截断值。对tPSA为2~10 ng/mL的患者，

PHI可提高前列腺癌的诊断效能。

3.疗效评估

血清PSA测定有助于监测前列腺癌患者的治疗反应。行根治性前列腺切除术（radical prostatectomy，RP）4~8周后，tPSA应降至0.1 ng/mL以下。

4.复发监测/预后预测

血清PSA可用于监测前列腺癌复发。推荐术后3个月内每月进行PSA测定，并据PSA水平调整监测方案；若连续两次随访tPSA回升至0.2 ng/mL以上并有上升趋势，则提示RP后生化复发。对临床低危型和少部分预后良好的中危型前列腺癌，为避免局部治疗不良反应及影响生活质量，可考虑定期检测血清PSA。

十三、胶质瘤血清标志物

（一）概述

胶质瘤是常见的原发性恶性中枢神经系统肿瘤。由于存在血脑屏障，胶质瘤血清标志物的临床应用一直落后于其他肿瘤。近年来，一些潜在的血液、脑脊液标志物的发现及携带特定突变或存在特定甲基化谱的循环游离DNA（circulating free DNA，cfDNA）为胶质瘤的诊断和临床精准管理带来希望。

（二）血液或脑脊液标志物的合理选择

由于血脑屏障的存在和发病率相对较低，目前尚无普遍使用的胶质瘤血液或脑脊液标志物。潜在的蛋白质标志物包括胰岛素样生长因子结合蛋白-2（insulin like growth factor binding protein 2，IGFBP-2）、胶质纤维酸性蛋白（glial fibrillary acidic protein，GFAP）、几丁质酶3样蛋白1（chitinase-3-like-protein-1，YKL- 40）、基质金属蛋白酶9（matrix metalloprotein9，MMP9）血管内皮生长因子（vascular endothelial growth factor，VEGF）、碱性成纤维细胞生长因子（basic fibrobast growth factor，bFGF）、白细胞介素-6（interleukin 6，IL-6）、细胞介素-8（interleukin 8，IL-8）、肿瘤坏死因子-α（tumor necrosis factor-α，TNF-α）及干扰素-γ（interferon γ，IFN-γ）等，但绝大多数标志物的诊断或预测价值尚未在足够大的临床队列中完成验证，缺乏足够高的临床证据支持其在临床上的应用。血液或脑脊液中基于cfDNA的标志物包括IDH1/2、TP53、ATRX、TERT启动区、H3F3A、HIST1H3B、PTEN等基因突变，EGFR扩增、染色体1p和染色体19q杂合性缺失、7号染色体扩增联合10号染色体缺失、MGMT DNA启动子区甲基化等，这些血液或脑脊液中细胞游离DNA的检测可用于胶质瘤的鉴别诊断、疗效评估以及复发监测等。其中脑脊液检测的灵敏度优于血液，但取材难度较大。

（三）血液或脑脊液标志物的临床应用

1.辅助诊断

多个蛋白质标志物的联合分析，如IGFBP-2、GFAP、YKL-40的蛋白表达水平升高可用于胶质瘤的辅助诊断。对影像学提示胶质瘤可能，但生长部位不便行手术或穿刺活检时，可通过检测脑脊液或者血液中细胞游离DNA是否存在 IDH1/2、TP53、ATRX、TERT启动区、H3F3A、HIST1H3B等基因突变来对疾病进行辅助诊断。

2.复发及假性进展评估

手术切除后，胶质瘤影像学评估出现进展但无法确定为假性进展或肿瘤复发时，可借助脑脊液或者血液中细胞游离DNA中携带的特定突变存在及水平，以及游离DNA甲基化修饰谱特征变化对胶质瘤的复发进行监测和评估。

3.疗效预测

血液中 miRNA-181d 表达水平升高或 MGMT 基因启动子区高甲基化提示患者可能对替莫唑胺（TMZ）治疗

敏感。血液或者脑脊液中细胞游离 DNA 中 IDH1/2、TP53、ATRX、TERT 启动区、H3F3A、HIST1H3B 等基因突变水平的降低或者升高，以及游离 DNA 甲基化修饰谱的变化，可用来对胶质瘤当前治疗方案的效果进行辅助评估。

4.预后评估

研究提示血液中 IGFBP-2 和 VEGF 蛋白水平与患者生存期呈负相关，此外，术前血中性粒细胞与淋巴细胞比率升高也与胶质瘤患者的不良预后相关。

虽然血液或脑脊液标志物的发现为临床检测和管理胶质瘤提供了新的有效工具。但目前脑胶质瘤的血液和脑脊液标志物多停留在探索阶段，尚缺乏充足的高等级证据支持其在临床实践中的大规模应用。

十四、骨肉瘤血清标志物

（一）概述

骨肉瘤是儿童及青少年最常见的骨原发恶性肿瘤，约占原发骨肿瘤的 11.7%，属于罕见瘤种，在人群中总体发病率为（2~3）/百万人/年，其五年生存率约为 70%。骨肉瘤早期症状易与儿童生长痛相混淆，常致误诊或漏诊而引起肿瘤进展。若骨肉瘤初诊时发生肺转移，其五年生存率降至20%~30%，因此骨肉瘤的早期筛查、早期诊断十分重要。在骨肉瘤发生早期，影像学表现常不典型，难以甄别，但骨肉瘤在此阶段可能已经出现血清酶学指标异常。

（二）血清标志物的合理选择

对骨肉瘤有一定诊断意义的血清标志物主要包括碱性磷酸酶（alkaline phosphatase，ALP）和乳酸脱氢酶（lactate dehydrogenase，LDH）。40%~80%的骨肉瘤会出现血清ALP增高，然而ALP特异性并不高，其增高还可见于肝系疾病及妊娠状态。同样，LDH在除骨肉瘤外的多种其他肿瘤，包括胰腺癌、肺癌、直肠癌中也会增高。如怀疑骨肉瘤时可检查骨特异碱性磷酸酶（bone specific alkaline phosphatase，BALP），以提高骨肉瘤诊断准确性。近期，有研究表明，hsa_circ_0081001及纤维蛋白原（fibrinogen，FBG）亦可作为骨肉瘤诊断及预后预测的生物标志物。

（三）血清标志物的临床应用

1.肿瘤筛查

对可疑骨肉瘤患者，推荐将ALP和LDH作为基线血清检验筛查项目。检测结果应与临床症状（疼痛、肿

血清标志物

第四章　血清肿瘤标志物的临床应用

109

胀、功能障碍）及影像学检查（X线、CT、MRI及核素扫描）整合判读。高度怀疑骨肉瘤时，需行病理活组织检查。

2.辅助诊断

目前认为，ALP和/或LDH均无法作为骨肉瘤的直接诊断依据。但对已诊断骨肉瘤患者，化疗前ALP大幅度增高可能提示骨肉瘤系多中心可能。

3.疗效评估

手术切除骨肉瘤之后，2周内血清ALP可降至正常水平。若未能降至正常水平，表明病灶仍有残余或已有转移。

4.复发监测

骨肉瘤患者的随访监测，除常规检查外，推荐进行ALP及LDH监测。第1、2年应每3个月检查一次，第3年每4个月检查一次，第4、5年每6个月检查一次，第5年后每12个月检查一次。

若ALP术后降至正常后再升高，考虑复发或转移可能；但术后不升高，不能完全排除转移可能。

5.判断预后

治疗前血清ALP水平在预后评估有重要意义，意大利 Rizzoli 的研究显示血清 ALP 高于 400 U/L 的患者术后复发及死亡的概率是 ALP 正常患者的 2 倍以上。Ferrary 等人报道，血清 LDH 低于 460 U/L 的患者较 LDH 水平高于 460 U/L 的患者 12 年的 DFS 率更高。多个 Meta 分析的结果也证实了这一结论，即血清 LDH 数值的升高与 DFS 的降低和生存率的降低显著相关。

十五、黑色素瘤血清标志物

（一）概述

恶性黑色素瘤是一种起源于神经嵴黑素细胞的高度恶性肿瘤，以侵袭性高、预后差为特点。黑色素瘤在欧美国家发病率较高，我国较欧美低，其中肢端和黏膜黑色素瘤较欧美多见，预后较差。目前临床、形态学和组织病理学方法对黑色素瘤了解更加深入，但黑色素瘤仍是一种非常复杂的疾病。早期诊断可提高生存率，一旦发展到晚期，肿瘤进展快，预后差。随着靶向疗法和免疫治疗的引入，黑色素瘤治疗有了显著改善，强调了确定评估预后生物标志物和预测治疗反应生物标志物的重要性。因此，寻找有效生物标志物，以助黑色素瘤早期诊断、正确分期、预后预测及选择最适当治疗方案至关重要。

（二）血清标志物的合理选择

目前，黑色素瘤尚无理想的诊断标志物，但有与预后相关的血清标志物。

1.蛋白类物质

（1）乳酸脱氢酶（LDH）：LDH是唯一被接受作为黑色素瘤预后参数的血清生物标志物，对M1C期血清水平升高者进行分类。LDH与晚期黑色素瘤的高肿瘤负荷和不良预后相关。

（2）S100B：血清S100B水平是肿瘤负荷的指标，与黑色素瘤的分期、生存和复发有关。

（3）黑色素瘤抑制蛋白（melanoma inhibitory activity，MIA）：与名字提示的相反，高水平MIA与细胞侵袭、外渗和转移增加相关。黑素瘤患者血清MIA升高与病情进展和预后较差相关。

（4）其他相关的蛋白类血清生物标志物还有C反应蛋白（C-reactive protein，CRP）、酪氨酸激酶等。

2.核酸类物质

血浆游离DNA（cfDNA）：有研究表明，cfDNA与肿瘤体积相关，是肿瘤负担的替代生物标志物，也是转移性黑色素瘤生存的预后标志物。

上述标志物除LDH被写入指南外，其余标志物仍处于探索阶段。目前部分血清标志物尚缺乏标准化的无创检测方法，并且其升高缺乏黑色素瘤特异性。

（三）血清标志物的临床应用

1.辅助临床分期

远处转移的患者临床分期为Ⅳ期，应通过记录转移灶的所有部位和血清LDH水平（在正常范围内或升高）进一步划分亚期。

2.指导治疗

对于LDH水平>2×ULN的患者，PD1抗体联合CTLA4抗体治疗比PD1单抗单药治疗更有效，但目前的证据等级较弱。

3.预后评估

虽然LDH不是检测转移性黑色素瘤的敏感标志物，但专家组认可其预后价值。建议在诊断Ⅳ期疾病时检测血清LDH。LDH升高可能是肿瘤总负荷的替代指标，也是Ⅳ期黑色素瘤患者不良预后的独立预测因子，并已纳入AJCC分期系统；有任何部位的远处转移且LDH升高的患者属于最高风险类别（M1c）。

单次LDH检测可能会由于溶血或其他非黑色素瘤转

移因素而造成假阳性，LDH的检测必须重复检测2次或2次以上，并且每次间隔时间大于24小时。

十六、其他肿瘤的血清标志物

目前在肝癌、肺癌、前列腺癌、卵巢癌、胰腺癌等肿瘤患者中血清相关的肿瘤标志物，已在临床肿瘤检验中得到相应的临床应用并有具备良好效能。随着临床研究深入，也不断有新的肿瘤标志物出现，或已有肿瘤标志物的应用有了新发现。同时，仍有一定种类的肿瘤，目前尚无有效的血清标志物。本节主要聚焦发病率较低和/或尚无明确相关标志物的肿瘤类型，汇总了其他7种肿瘤的一些常用的血清标志物（表3），可以用作肿瘤的辅助诊断、预后判断和疗效观察。同时，还有一些肿瘤目前尚无相关血清标志物或只有部分相关的血清标志物（表4），需要后续临床研究给予重点关注。

表3 其他肿瘤常用血清标志物

肿瘤类型	血清标志物	临床应用
食管癌	SCC-Ag	Ⅰ、Ⅱ期患者灵敏度低,晚期患者明显的升高可作为疗效判断和复发转移的参考指标,食管良性疾病中也可有不同程度升高
	CEA	同上
	CA19-9	同上

114

肿瘤类型	血清标志物	临床应用
食管癌	CYFRA21-1	1.通常早于临床症状和影像学检查,对于早期诊断具有一定意义 2.主要用于疗效监测,治疗前明显升高的患者可以作为疗效判断和复发转移的参考指标
	TPA	可用于食管癌辅助诊断
	VEGF	联合其他标志物检测可以提高诊断效率
	IGF-1	联合其他标志物检测可以提高诊断效率
神经内分泌肿瘤	CgA	受病理分型、肿瘤负荷及分泌水平影响,检测敏感性为32%~92%
	CgB	有17%~57%患者可合并CgB水平升高
	NSE	多种神经内分泌来源肿瘤可表达NSE,但分化好的肿瘤NSE升高并不明显
神经母细胞瘤	NSE	是重要标志物,诊断标准之一
	LDH	是非特异性肿瘤标志物,对预后有判断价值
	Ferr	晚期患者常升高,治疗缓解时可下降至正常
肝母细胞瘤	AFP	1.约90%的患者初诊时AFP升高。可用于复发和预后监测 2.如AFP正常或<100 ng/mL,多为小细胞未分化型,提示预后较差
	AFP-L3	敏感性和特异性均优于AFP,可能是预测疾病复发的一个早期指标

肿瘤类型	血清标志物	临床应用
肝母细胞瘤	PIVKA-II	在 AFP 阴性患者中的价值更大，可纳入作为肿瘤的监测指标
生殖细胞肿瘤	AFP	分泌型：AFP>10 ng/mL；非分泌型：AFP≤10 ng/mL
	β-hCG	分泌型：β-HCG>50 mIU/mL；非分泌型：β-HCG≤50 mIU/mL
妊娠滋养细胞肿瘤	β-hCG	相比正常妊娠，水平异常升高，在停经 8~10 周后仍持续上升
多发性骨髓瘤	M 蛋白	患者异常增多的单克隆性免疫球蛋白，可通过 SPE（蛋白电泳）、IFE（免疫固定电泳）检出
	SPE	是基本检查项目，82% 的患者可通过电泳检出 M 蛋白，阳性者在 γ 区带内可见高而窄的尖峰或密集带
	IFE	是基本检查项目，M 蛋白检出率达 93%。在区带电泳分离后，再将固定剂和各型免疫球蛋白及轻链抗血清加于凝胶表面的泳道上，抗原抗体发生反应，染色后可对 M 蛋白进行分型
	sFLC	IFE 法 M 蛋白阴性患者，sFLC 有 60% 检出率，有助于诊断和预后分层
	β_2-MG	可用于评价预后及治疗效果
嗜铬细胞瘤和副神经瘤	MNs	可用于 PPGL 的定性诊断

表4 尚无或只有部分肿瘤相关血清标志物作为参考的肿瘤

肿瘤类型	临床诊断
阴道癌	鳞癌可检测SCC-Ag;非鳞癌可检测CA125、CA19-9、CEA、AFP、NSE;阴道黑色素瘤可检测LDH指导预后
外阴癌	可检测SCC-Ag、CEA、CA19-9,但在I、II期灵敏度低
子宫内膜癌	联合检测HE4、CA125和CA19-9,单一指标诊断性能和效能均不理想。其他指标如CA15-3、CA72-4等也有不同程度的价值
胸腺肿瘤	CYFRA21-1有助于提示肿瘤分期和恶性程度;CA125升高可能与胸腔积液有关;AFP和β-hCG阴性可排除恶性生殖细胞肿瘤;LDH明显升高提示淋巴瘤可能
多原发和不明原发肿瘤	根据怀疑肿瘤的部位,选择相应肿瘤标志物
中枢神经系统转移瘤	根据原发肿瘤的部位,选择相应肿瘤标志物
葡萄膜黑色素瘤	主要通过影像学检查和病理检查。HIV、HPV、HBV和HCV等慢性病毒感染是危险因素
结膜黑色素瘤	主要通过影像学检查和病理检查。HIV、HPV、HBV和HCV等慢性病毒感染是危险因素
肛管癌	主要通过影像学检查和病理检查。HIV感染是高危因素
胃肠间质瘤	主要通过超声内镜、CT、MRI等检查
儿童及青少年横纹肌肉瘤	主要通过影像学检查和活检
尤文肉瘤	主要通过影像学检查和病理检查。LDH具有判断预后意义,用于初步评估、随访和监测

肿瘤类型	临床诊断
软骨肉瘤	主要通过影像学检查和活检。LDH和ALP用于治疗前基线水平检测
骨巨细胞瘤	主要通过影像学检查和病理检查。血清钙、磷水平和甲状旁腺素水平可用于排除甲状旁腺亢进棕色瘤
软组织肉瘤	主要通过影像学检查和活检
白血病	主要通过骨髓细胞形态学、免疫分型和细胞遗传学检查
淋巴瘤	主要通过组织病理、遗传学和分子病理检测
子宫肉瘤	主要通过病理检查
尿路上皮癌	主要通过尿液细胞学检查、内镜检查和影像学检查
肾癌	主要通过尿液细胞学检查、影像学检查
泪腺腺样囊性癌	主要通过影像学检查和病理检查
腹膜肿瘤	主要通过影像学检查和病理检查
视网膜母细胞瘤	主要通过影像学检查和病理检查
头颈肿瘤（除外甲状腺癌）	主要通过内镜检查、影像学检查和病理检查
眼睑皮脂腺癌	主要通过影像学检查和病理检查
口腔颌面黏膜恶性黑色素瘤	主要通过影像学检查和病理检查。检查LDH可为后续治疗做准备，LDH越高预后越差
脑膜瘤	主要通过影像学检查和病理检查
原发中枢神经系统淋巴瘤	主要通过影像学检查和病理检查。LDH异常升高为独立的预后因素
髓母细胞瘤	主要通过影像学检查和病理检查

*肿瘤标志物缩写：

糖类抗原19-9（CA19-9）；癌胚抗原（CEA）；糖类抗原125（CA125）；糖类抗原242（CA242）；糖类抗原72-4（CA72-4）；糖类抗原15-3（CA15-3）；鳞癌相关抗原（SCC-Ag）；角蛋白19片段（CYFRA21-1）；组织多肽抗原（TPA）；血管内皮生长因子（VEGF）；胰岛素样生长因子-1（IGF-1）；嗜铬粒蛋白A（CgA）；胰抑素（PST）；嗜铬粒蛋白B（CgB）；神经元特异性烯醇化酶（NSE）；乳酸脱氢酶（LDH）；铁蛋白（Ferr）；甲胎蛋白（AFP）；甲胎蛋白异质体（AFP-L3）；异常凝血酶原（PIVKA-Ⅱ）；β人绒毛膜促性腺激素（β-hCG）；血清蛋白电泳（SPE）；免疫固定电泳（IFE）；游离轻链（sFLC）；β_2微球蛋白（β_2-MG）；碱性磷酸酶（ALP）。

第五章

影响肿瘤标志物检测的
常见因素

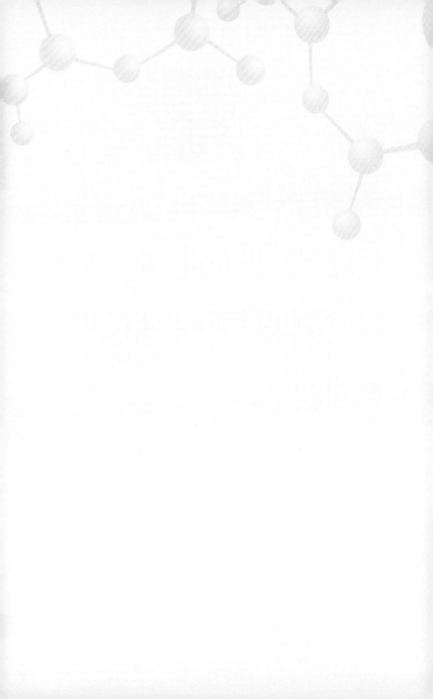

肿瘤标志物已广泛用于临床，在肿瘤辅助诊断、疗效评估、复发监测及预后判断等方面发挥作用。然而，肿瘤标志物的检测易受诸多因素影响，实际应用中常有许多与临床病情和症状不符的结果出现，受到临床质疑。影响肿瘤标志物检测有以下几种。

一、样本因素对肿瘤标志物检测结果的影响

对肿瘤标志物检测有影响的样本因素包括：溶血、脂血、黄疸、样本种类、样本保存、样本处理及样本污染等。

（一）溶血

红细胞中存在大量αγ亚基组成的烯醇化酶，针对γ亚基的神经元特异性烯醇化酶（NSE）的检测，会受溶血的影响致血清检测值升高。溶血后释放的血红蛋白具有类过氧化物酶活性，故一些利用酶免疫分析的方法（如ELISA法）会受到溶血的影响。

（二）黄疸与脂血

不同检测系统的抗干扰能力不同。检测时应仔细参阅说明书，并在报告单上做好备注。

（三）样本种类

大多数肿瘤标志物的检测，血清或血浆均可使用。

用抗凝标本时应考虑抗凝剂对待测物的稀释效应。胃泌素释放肽前体（ProGRP）的第78位氨基酸易被凝血酶激活而被剪切，故使用跨该位点对应的抗体检测试剂时，应选用抗凝血以抑制凝血酶的活性。不同的检验系统，对血清、血浆及抗凝剂有相关的要求，应严格遵循说明书。

（四）样本处理

抽血后应及时送检，尽快离心，但应避免样本凝固不全影响检测结果；注意样本反复冻融可致蛋白质肽链断裂而影响结果；复溶样本应充分混匀，以防出现溶质与溶剂分层现象；温度敏感蛋白如CYFRA21-1等长时间剧烈混匀，可使检测值下降，也不适于加热灭活处理。

（五）样本保存

所检测肿瘤标志物不同，对样本的保存要求也不同，如标本不能及时检测，应保存于4℃冰箱中，24小时内有效，当天不能检测的应储于-20℃冰箱内保存；如需长期贮存应-70℃保存。严格按照说明书要求保存。

（六）样本污染

唾液、汗液、皮屑中含有较高浓度的鳞状细胞癌抗原（SCC-Ag），在样本采集、处理和检测过程中，若被污染可导致SCC-Ag检测假性升高。

二、诊疗操作对肿瘤标志物检测结果的影响

有些诊疗操作可影响肿瘤标志物检测结果。可根据各标志物的半衰期择期复检，通常5~6个半衰期后再检测可排除干扰。

（1）直肠指诊、导尿、直肠镜、膀胱镜、前列腺按摩、前列腺穿刺活检等诊疗操作，对PSA和fPSA的结果有影响。正常情况下，PSA仅在前列腺腺泡及前列腺导管上皮细胞中表达，很少进入血液。当机械挤压、炎症或发生癌变时，前列腺组织上皮细胞基底膜通透性发生改变，PSA从前列腺导管穿过上皮-血屏障进入血液，从而导致血清PSA升高。因此，挤压前列腺的诊疗操作，均可致PSA和fPSA值增高。建议：①先抽血后诊疗操作；②2~3周后复检予以鉴别。

（2）抽血不畅、体外循环、ECMO等机械性红细胞损伤，导致溶血可使NSE升高（详见样本因素对肿瘤标志物检测的影响），应注意鉴别，建议5~6天后复检。

（3）乳房触诊引起泌乳素（PRL）升高。乳房触诊可触发下丘脑-垂体-性腺轴反射反应，有些触诊敏感

者，泌乳素会明显升高，1周后复检可与垂体瘤鉴别。

三、药物及保健品对肿瘤标志物检测的影响

某些药物和保健品可致肿瘤标志物检测结果异常，应停用后随访，动态监测，加以甄别。

（一）保健品

许多保健品会引起肿瘤标志物异常升高，如长期服用铁皮枫斗、螺旋藻片、金蝉花、灵芝孢子粉、虫草花等会引起CA72-4、CA19-9升高，但存在个体差异，不可一概而论。许多含铁的保健品可使铁蛋白升高。

（二）治疗药物

服用秋水仙碱、非甾体类药物，可引起CA72-4升高，且与药物的剂量和服用时间相关。正常肝脏在维生素K作用下产生凝血酶原，当维生素K缺乏或患肝细胞癌时会产生异常凝血酶原，故维生素K缺乏或使用维生素K拮抗剂（如华法林）时，可产生异常凝血酶原（PIVKA-Ⅱ），引起血液中PIVKA-Ⅱ升高。前列腺癌常使用抗雄激素治疗，可抑制PSA产生，使检测结果偏低。抗肿瘤药如顺铂、丝裂霉素等，可致PSA假性升高。化疗初始，肿瘤标志物可一过性增高，其原因可能是药物作用导致细胞裂解释放出相关肿瘤标志物，导致

外周血中浓度的升高。单抗或某些免疫制剂（如 DC-CIK、CAR-T）等治疗，由于非特异性免疫反应，患者肿瘤标志物可能会出现假性升高。

四、生理状况对肿瘤标志物检测结果的影响

生理状况对肿瘤标志物检测结果也有一定影响，包括年龄、性别、月经期、妊娠、生活习惯和昼夜节律等。建议各实验室建立不同年龄、不同性别参考区间，并关注不同生理状况与肿瘤标志物的相关性。

（一）年龄

部分肿瘤标志物受年龄影响很大。AFP由卵黄囊和孕期的胎肝产生，新生儿AFP较高，12个月后降至正常，成年后呈低浓度水平，随年龄增加AFP略有升高。PSA、CEA等随年龄增长有所升高。绝经后CA125水平下降，HE4水平上升。婴儿血清CT水平相对较高，出生体重极低的婴儿更高。

（二）性别

女性 CA125 和 CA19-9 水平明显高于男性，男性 AFP、CEA、NSE、CYFRA21-1 和 CT 水平明显高于女性。

（三）月经期

月经期CA125可生理性增高，主要是由于子宫内膜

细胞增殖导致，月经第2、3天浓度明显高于其他时间点，可较平时增加2~3倍。建议避开月经期进行CA125检测。

（四）妊娠期

妊娠早期，蜕膜CA125通过输卵管反流进入母体隔室，致腹膜淋巴管吸收，血清CA125可生理性增高，约35%的孕妇CA125高出临界值，有的高达550 U/mL。妊娠期间母体乳腺上皮细胞增殖，粘蛋白分泌增加，使部分孕妇CA15-3高于临界值。妊娠期AFP随着孕周增加而增加，建议妊娠期检测上述指标时注意鉴别。

（五）生活习惯

吸烟会引起CEA、CT水平升高。情绪紧张、剧烈运动会引起儿茶酚胺、皮质醇和泌乳素的增加，应在安静状态下抽血。

（六）昼夜节律

某些激素类肿瘤标志物呈昼夜节律分泌的特点，如生长激素（GH）睡眠时高于清醒时；促肾上腺皮质激素（ACTH）清晨时浓度最高，下午小高峰，午夜浓度最低；PRL睡醒前达最高峰，随后迅速下降。建议依据时间节点采集血液。

五、良性疾病对肿瘤标志物检测结果的影响

很多良性病变会不同程度导致肿瘤标志物升高，甚至极度升高，在分析结果时要结合病史、临床症状、生理病理情况、不同肿瘤标志物的特点、影像及其他检查综合分析。

（一）炎症

急、慢性炎症常会致肿瘤标志物水平升高，其幅度与炎症严重程度密切相关，如急性胆囊炎、胰腺炎等会致 CA19-9 显著升高；慢性炎症常表现为轻度增高，如慢性胃肠炎、肺炎致 CEA 轻度增高、前列腺炎致 PSA 低水平增高；发热伴剧烈咳嗽者 SCC-Ag 可显著升高。炎症好转，肿瘤标志物则下降；当表现为渐进性升高时，应警惕炎症合并肿瘤可能，建议进一步综合判断。

（二）梗阻性黄疸

当肿瘤、结石等因素导致胆管、胰管梗阻引起胆红素水平增高时，血清 CA19-9 会明显增高，一旦梗阻解除，会呈断崖式下降；CA242 不受黄疸影响，和 CA19-9 联检利于鉴别。梗阻解除后如 CA19-9 仍处较高水平，应警惕合并肿瘤可能。脑梗伴脑功能受损时，S100 会增高。

（三）肝脏疾病

由于大多数肿瘤标志物在肝脏代谢，有些本身就由再生的肝细胞或胆管上皮细胞合成产生，因此罹患肝病时，有多种肿瘤标志物会轻、中度增高，甚至显著增高。一般情况下，CEA、CA125、CA15-3、NSE、ProGRP、CYFRA21-1等在肝脏代谢降解，其升高与肝功能受损程度呈正相关。AFP在肝功能受损的早中期，因肝细胞代偿再生，会有轻、中度增高。当肝细胞再生失代偿时，AFP不升反降，与肝脏肿瘤引起的AFP持续性升高完全相反。肝脏良性疾病肿瘤标志物升高会随肝功能改善逐渐下降。

（四）肾功能异常

大多数肿瘤标志物通过肾脏排泄，肾功能受损时，会不同程度升高，β_2-微球蛋白、CYFRA21-1、ProGRP、SCC-Ag、S100等会明显升高，CEA、CA19-9、CA125、CA15-3、NSE则轻度升高。因肾功能受损导致的升高会因肾功能改善而下降。

（五）心功能衰竭

心功能衰竭时会致CA125增高，主要原因可能是心包间叶组织受到刺激后分泌CA125所致，也可能与心力衰竭病人体内存在神经内分泌系统信号通路活化，信号肽的增加及炎性因子的释放有关。

（六）糖尿病

糖尿病会引起CEA、CA19-9轻度增高，主要原因是长期高血糖影响自由基的形成，氧化应激增加，最终导致胰腺损伤所致。通过降糖药等方式控制血糖，可以使其下降。

（七）结核

结核感染导致多种肿瘤标志物如CEA、CYFRA21-1、NSE、SCC-Ag、CA15-3、CA125、ProGRP轻中度升高，经有效抗结核治疗后会逐渐下降。

（八）皮肤病

皮肤病如牛皮癣、银屑病、天疱疮、湿疹等可致SCC-Ag、CYFRA21-1升高，活动期更甚。

（九）免疫相关性疾病

免疫相关性疾病会致AFP、CA19-9、CA125、$\beta2$-微球蛋白、CYFRA21-1、ProGRP、SCC-Ag、S100等轻中度升高，升高幅度与病情严重程度呈正相关，也可作为免疫相关性疾病疗效的观察指标。

（十）良性肿瘤及浆膜腔积液

子宫肌瘤、卵巢囊肿、子宫内膜异位症等这些缪勒管来源的病变，常会导致CA125水平的轻中度增高。炎性病变引发的心包积液、多浆膜腔积液中，CA125明显升高。

六、检测平台对肿瘤标志物检测结果的影响

肿瘤标志物常用检测方法有化学发光免疫分析、酶联免疫吸附试验、放射免疫分析、时间分辨荧光免疫分析、POCT、质谱等，每种技术各有特色，检测结果也有差异。

（一）不同检测系统

肿瘤标志物检测仪器众多，试剂良莠不齐，除少数项目如AFP、CEA、PSA、HCG外，其他均没有国际标准品。不同厂家的抗体针对抗原的位点不同（特别是糖类抗原类），缺乏统一的校准品和参考方法，无法标准化，常导致检测结果相差甚远。因此对患者进行连续监测时，应尽量在同一实验室使用相同检测系统，避免因分析系统不同而产生的误差。实验室更换检测系统时必须进行验证和比对，明确不同系统间的差异，并告知临床医生和患者，重新建立肿瘤标志物随访曲线。建议在

报告单上注明所使用的仪器、型号，方便医生查对。实验室应了解不同检测平台之间结果的差异状况。

（二）"钩状效应"

对抗原抗体的检测，受抗原抗体的性质、效价、活性、反应比例、环境（如电解质、pH值、温度）及各检测平台的检测线性范围等诸多因素影响。当检测高浓度样本时，常会出现"钩状效应"，检测结果不高反低。建议审核报告时要关注检测结果的历史回顾，了解患者治疗进程和病情状况，疑有"钩状效应"时，应适当稀释后复检。

（三）携带污染

当测定高浓度标本时，携带污染会导致假阳性。特别是紧随在高浓度标本后的标本，若出现偏高结果，应复查排除携带污染。自动化流水线也有因样本滴漏或洗涤液溅出污染导致结果假性升高，审核时注意回顾历史检测结果或查阅诊疗状况，减少错误报告。

七、免疫因素的干扰对肿瘤标志物检测结果的影响

除以上可能造成肿瘤标志物结果异常的因素外，某些患者体内存在的各种干扰物质，如异嗜性抗体（heterophile antibody，HAb）、类风湿因子（rheumatoid factor，RF）、人抗动物抗体（human anti-animal antibodies，HAAA）、自身抗体和其他蛋白等，可能干扰基于免疫学分析原理的肿瘤标志物检测结果。

（一）异嗜性抗体（HAb）

HAb具有多种属特异性和低亲和力，通常是直接接触到动物、动物血清制品、免疫疗法或接种来源于动物血清及组织的疫苗后产生，3%~15%的正常人体内存在异嗜性抗体。HAb有IgG型和IgM型，可与多种动物免疫球蛋白的Fc段和F（ab'）2区域决定簇结合，可桥连或封闭捕获抗体和检测抗体，使结合到固相的标记抗体升高或降低，引起检测结果假性升高或降低。HAb对双位点及捕获法免疫分析技术影响较大，竞争法中待测抗原与试剂抗体具有较强的亲和力，HAb不会产生明显干扰。

（二）人抗动物（如小鼠、兔、羊等）抗体（HAAA）

HAAA免疫途径较为明确，多发生在有动物免疫球蛋白治疗或接触史者，接触动物2周后可产生高亲和力的特异性多克隆抗体，通常滴度较高，可存在30个月之久。鼠McAb的靶向性药物、成像剂、马抗毒素、抗胸腺细胞 Ig、羊抗地高辛 Fab、嵌合抗体、胰岛素、输血和接种疫苗等，会对体外的免疫分析产生干扰。大量文献报道 HAAA 的存在，较为常见的是人抗小鼠抗体，对使用鼠源性单克隆抗体的免疫检测可产生假阳性或假阴性结果。

HAAA 和 HAb 的干扰机制相似，均因桥联捕捉抗体和示踪抗体影响检测结果。当怀疑存在该两种抗体干扰时，可通过梯度稀释、更换检测系统或使用阻断试剂进行确认。梯度稀释可发现 60% 的内源性抗体干扰。使用 PEG 沉淀及免疫球蛋白 F（ab'）2 片段预处理样本，可在一定程度上消除 HAb 和 HAAA 的干扰。

患者在接受动物源性抗体治疗期间，给予免疫抑制剂，如：环孢霉素、脱氧精胍菌素和环磷酰胺，可阻止 HAAA 的产生，减轻动物源性抗体药品的副反应。这些免疫抑制法适用 HAAA 引起的干扰，对 HAb 效果甚微。

（三）类风湿因子（RF）

RF 是针对自身 IgG 分子 Fc 段产生的自身抗体，与 HAb 具有类似的作用，主要以 IgM 为主。由于多种动物与人的免疫球蛋白 G（IgG）Fc 段具有一定同源性，因此以动物源性抗体作为检测试剂时，同样会干扰 RF 的免疫检测，导致结果的假性降低或升高。为减少RF因子干扰，可用F（ab）2替代完整IgG、通过稀释标本、用变性IgG预先封闭标本中RF、加入还原剂（如2-巯基乙醇）、使用特异的鸡抗体IgY作为标记或固相抗体等方法。一些试剂说明书中会标识出RF对该试剂检测结果造成的干扰。

（四）自身抗体

自身抗体是在免疫失调情况下出现的针对自身组织或细胞所产生的特异性抗体。自身抗体主要干扰其相应自身抗原的检测，如患者抗甲状腺球蛋白抗体（antithyroglobulin antibody，TgAb）阳性可导致甲状腺球蛋白（Tg）结果偏低。建议甲状腺癌患者术前同时检测Tg与TgAb；对于TgAb阳性的分化型甲状腺癌，Tg不能作为术后监测的可靠指标。采用质谱技术监测Tg，准确性更高。

（五）其他蛋白（补体/白蛋白/溶菌酶/纤维蛋白）

固相和捕获抗体在结合过程中可使捕获抗体结构发生变化，使Fc段的补体结合位点被暴露出来，发生补体结合，遮蔽了抗原抗体的特异性结合位点，使检测结果偏低。新鲜样本中的补体对检测干扰最大。可以通过添加阻断剂或用浓度 10~40 mmol/L 的 EDTA 处理标本，灭活补体，也可 56 ℃、30 分钟加热血清使 C1q 灭活。实验室人员应予以关注。

参考文献

[1]Sun W Q，Wang Y，Liu X Z，et al. The development of dual-label time-resolved fluorescence immunoassay（TRFIA）for screening of ovarian cancer based on simultaneous detection of human epididymis protein-4 and cancer antigen 125. J Immunoassay Immunochem，2016，37（5）：453-462.

[2]Emwas A H. The strengths and weaknesses of NMR spectroscopy and mass spectrometry with particular focus on metabolomics research. Methods Mol Biol，2015，1277：161-193.

[3]Vos，Derek B S，Rao，et al. The Past，Present，and Future（Liquid Biopsy）of Serum Tumor Markers in Lung Cancer：A Primer for the Radiologist. J Comput Assist Tomogr，2021，45（6）：950-958.

[4]Sanjay Rao，Daniel A Smith，Ezgi Guler，et al. Past，Present，and Future of Serum Tumor Markers in Management of Ovarian Cancer：A Guide for the Radiologist. Radiographics，2021，41（6）：1839-1856.

[5]Zhihua Li，Weibing Wu，Xianglong Pan，et al. Serum

tumor markers level and their predictive values for solid and micropapillary components in lung adenocarcinoma. Cancer Med，2022，11（14）：2855-2864.

[6]Bahador Hajimohammadi，Gilda Eslami，Elahe Loni，et al. Relationship between Serum Tumor-Related Markers and Genetically Modified Rice Expressing Cry1Ab Protein in Sprague-Dawley Rats. Nutr Cancer，2022，74（7）：2581-2590.

[7]Colin Marshall，Michael Enzerra，Amir Ata Rahnemai-Azar，et al. Serum tumor markers and testicular germ cell tumors：a primer for radiologists. Abdom Radiol（NY），2019，44（3）：1083-1090.

[8]B Sandya Rani，M M Suchitra，P V L N Srinivasa Rao，et al. Serum tumor markers in advanced stages of chronic kidney diseases. Saudi J Kidney Dis Transpl，2019，30（4）：898-904.

[9]曹雪涛.医学免疫学（第七版）.北京：人民卫生出版社，2018.

[10]吕世静，李会强.临床免疫学检验（第三版）.北京：中国医药科技出版社，2015.

[11]李金明，刘辉.临床免疫学检验技术.北京：人民卫生出版社，2018.

[12]尚红.中华人民共和国卫生部医政司编.全国临床检验操作规程（第四版）.南京：东南大学出版社，2015.

[13]王伟佳，黄福达，温冬梅.ISO15189医学实验室认可质量手册与程序文件.北京：科学出版社，2021.

[14]Soini E，Kojola H. Time-resolved fluorometer for lanthanide chelates：a new generation of nonisotopic immunoassays. Clin Chem，1983，29（1）：65-68.

[15]夏圣.临床免疫检验学.北京：科学出版社，2019.

[16]樊代明，邢金良，王哲.整合肿瘤学诊断分册.西安：世界图书出版社公司，2021.

[17]NCCN Guidelines：Non-Small Cell Lung Cancer（2022 V3）.

[18]NCCN Guidelines：Small Cell Lung Cancer （2022 V1）.

[19]中华人民共和国国家卫生健康委员会.原发性肺癌诊疗指南.2022.

[20]赫捷，李霓，陈万青.中国肺癌筛查与早诊早治指

南.中华肿瘤杂志，2021，43（3）：243-268.

[21]中国抗癌协会肿瘤标志专业委员会鼻咽癌标志物专家委员会.鼻咽癌标志物临床应用专家共识.中国癌症防治杂志，2019，11（3）：183-193.

[22]肖志强.《鼻咽癌标志物临床应用专家共识》解读.中国癌症防治杂志，2020，12（1）：14-20.

[23]ESMO Guidelines Committee. Nasopharyngeal carcinoma：ESMO-EURACAN Clinical Practice Guidelines for diagnosis，treatment and follow-up. Ann Oncol，2021，32（4）：452-465.

[24]NCCN Guidelines Insights：Cervical Cancer，Version 1.2020

[25]中国抗癌协会妇科肿瘤专业委员会.卵巢恶性肿瘤诊断与治疗指南（2021年版）.中国癌症杂志，2021，31（06）：490-500.

[26]卵巢癌诊疗指南（2022年版）.

[27]常见妇科恶性肿瘤诊治指南（第5版）.2016.

[28]NCCN Guidelines：Prostate Cancer Early Detection（2022 V1）.

[29]N Mottet P C，RCN van den Bergh EB. EAU-EANM-

血清标志物

参考文献

ESTRO-ESUR-ISUP-SIOG Guidelines on Prostate Cancer.（2022）. European Urology，2022.

[30]中华医学会泌尿外科学分会. 中国医师协会泌尿外科医师分会. 前列腺癌诊断治疗指南.

[31]国家卫健委脑胶质瘤诊疗指南（2022版）.

[32]中国抗癌协会脑胶质瘤整合诊治指南. 2022.

[33]Jordan Jones，Hong Nguyen，Katharine Drummond，et al. Circulating Biomarkers for Glioma：A Review. Neurosurgery，2021，88：E221－E230.

[34]Bo Pang，Rui-Chao Chai，Yao-Wu Zhang，et al. A comprehensive model including preoperative peripheral blood inflammatory markers for prediction of the prognosis of diffuse spinal cord astrocytoma following surgery. Eur Spine J，2021，30：2857-2866.

[35]Jeffrey E Gershenwald，Richard A Scolyer，Kenneth R Hess，et al. Melanoma staging：Evidence-based changes in the American Joint Committee on Cancer eighth edition cancer staging manual：Melanoma Staging：AJCC 8 th Edition. CA：A Cancer Journal for Clinicians，2017，67（6）：472-492.

[36]Anna Eisenstein, Estela Chen Gonzalez, Rekha Raghu-nathan, et al. Emerging Biomarkers in Cutaneous Mela-noma. Mol Diagn Ther, 2018, 22 (2): 203-218.

[37]Harriet M Kluger, Kathleen Hoyt, Antonella Bacchioc-chi, et al. Plasma Markers for Identifying Patients with Metastatic Melanoma. Clinical Cancer Research, 2011, 17 (8): 2417-2425.

[38]Tandler N, Mosch B, Pietzsch J. Protein and non-pro-tein biomarkers in melanoma: a critical update. Amino Acids, 2012, 43 (6): 2203-2230.

[39]Schmidt J, Bosserhoff A K. Processing of MIA protein during melanoma cell migration. Int J Cancer, 2009, 125 (7): 1587-1594.

[40]S Valpione, G Gremel, P Mundra, et al. Plasma total cell-free DNA (cfDNA) is a surrogate biomarker for tu-mour burden and a prognostic biomarker for survival in metastatic melanoma patients. European Journal of Can-cer, 2018, 88: 1-9.

[41]NCCN Guidelines: Cutaneous Melanoma (2022.V2).

[42]Michielin O, van Akkooi A C J, Ascierto P A, et al.

Cutaneous melanoma：ESMO Clinical Practice Guidelines for diagnosis，treatment and follow-up. Annals of Oncology，2019，30（12）：1884-1901.

[43]郭军.黑色素瘤.北京：人民卫生出版社，2014：120.

[44]樊代明，李强，刘巍，等.整合肿瘤学头·胸部肿瘤分册.北京：科学出版社，2022.

[45]樊代明，葛明华，高明，等.中国肿瘤整合诊治指南·甲状腺癌分册.天津：天津科学技术出版社，2022.

[46]王宇，田文，嵇庆海，等.甲状腺髓样癌诊断与治疗中国专家共识（2020）.中国实用外科杂志，2020，40（09）：1012-1020.

[47]中国抗癌协会甲状腺癌专业委员会.甲状腺癌血清标志物临床应用专家共识（2017）.中国肿瘤临床，2018，45（01）：7-13.

[48]NCCN临床实践指南：甲状腺癌.2019（2022 V2）.

[49]Lin Wang，Mengji Zhang，Xufeng Pan，Mingna Zhao，Lin Huang，Xiaomeng Hu，Xueqing Wang，Lihua Qiao，Qiaomei Guo，Wanxing Xu，Wenli Qian，

Tingjia Xue，Xiaodan Ye，Ming Li，Haixiang Su，Yinglan Kuang，Xing Lu，Xin Ye，Kun Qian，Jiatao Lou. Integrative serum metabolic fingerprints based multi-modal platforms for lung adenocarcinoma early detection and pulmonary nodule classification. Adv Sci，2022，9（34）：e2203786.

[50]Li Gu，Yahui Zhu，Xi Lin，Bingjun Lu，Xinyi Zhou，Feng Zhou，Qiu Zhao，Edward V. Prochownik，Youjun Li. The IKKβ-USP30-ACLY Axis Controls Lipogenesis and Tumorigenesis. Hepatology，2021，73（1）：160-174.

[51]中华医学会内分泌学分会. 嗜铬细胞瘤和副神经节瘤诊断治疗专家共识（2020版）. 中华内分泌代谢杂志，2020，（09）：737-750.

[52]Mizdrak M，Tičinović Kurir T，Božić J. The role of biomarkers in adrenocortical carcinoma：A review of current evidence and future perspectives[J]. Biomedicines，2021，9（2）：174.

[53]中国医师协会泌尿外科分会. 肾上腺皮质癌诊治专家共识. 现代泌尿外科杂志. 2021，26（11）：902-908.

145